Jean-Bernard Augier
Myriam Augier

Santé et Spiritualité

AF166890

**Jean-Bernard Augier**
**Myriam Augier**

# Santé et Spiritualité

## Beauté du service harmonique

**Éditions Vie**

**Impressum / Mentions légales**
Bibliografische Information der Deutschen Nationalbibliothek: Die Deutsche Nationalbibliothek verzeichnet diese Publikation in der Deutschen Nationalbibliografie; detaillierte bibliografische Daten sind im Internet über http://dnb.d-nb.de abrufbar.

Information bibliographique publiée par la Deutsche Nationalbibliothek: La Deutsche Nationalbibliothek inscrit cette publication à la Deutsche Nationalbibliografie; des données bibliographiques détaillées sont disponibles sur internet à l'adresse http://dnb.d-nb.de.

Coverbild / Photo de couverture: www.ingimage.com

Verlag / Editeur:
Éditions Vie
ist ein Imprint der / est une marque déposée de
OmniScriptum GmbH & Co. KG
Heinrich-Böcking-Str. 6-8, 66121 Saarbrücken, Deutschland / Allemagne
Email: info@editions-vie.com

Herstellung: siehe letzte Seite /
Impression: voir la dernière page
**ISBN: 978-3-639-81933-5**

# Préface

Selon l'OMS, « *la santé est un état de complet bien-être physique, mental et social, et ne consiste pas seulement en une absence de maladie ou d'infirmité* ».

Comme s'attachent à le démontrer les auteurs de cet ouvrage, la santé fait référence non pas seulement à un organisme dépourvu de symptômes morbides, mais à l'équilibre de l'ensemble des facettes qui constituent l'intégralité de l'être humain.

A son tour, cette intégralité est au service d'une finalité, celle d'un individu dont les différentes composantes physiques, émotionnelles et mentales deviennent intégrées en une personnalité cohérente et spirituellement créative. C'est ainsi que Santé et Spiritualité sont ici réunies comme les deux aspects d'une même mélodie harmonique permettant d'entendre la voix de l'âme.

De façon pragmatique et documentée, Myriam et Jean-Bernard Augier ont mis en commun leur expérience dans ce livre pour nous aider à identifier nos comportements et attitudes déséquilibrés, et à nous défaire des dysharmonies qui animent trop souvent nos émotions et nos pensées. Ils nous proposent ainsi une voie de santé psychosomatique globale, qui reste le meilleur garant d'un cheminement spirituel épanoui.

**Eric Marlien**

Ostéopathe D.O

Directeur Pédagogique de *l'Institut de*

Formation en Ostéopathie du Grand Avignon.

# Introduction

Chaque école de pensée, comme chaque religion, demande à l'aspirant sur le Sentier d'adopter une certaine philosophie de vie pour l'amener à purifier ses véhicules, car la pureté de vie est nécessaire à la vie spirituelle et au Service.

Cependant, il ne s'agit pas de pratiquer avec une ferveur que l'on pourrait qualifier d'extrémiste, mais de doser et d'appliquer les conseils avec justesse, dans le respect de ses propres corps, dans le respect d'autrui et dans le respect de l'environnement. En effet, chaque individu est doté d'un véhicule qui lui est propre, et ce n'est pas en donnant des lignes de conduite générales à appliquer à la lettre, sans conscience, que l'on obtiendra le meilleur de chacun.

Nous sommes libres de créer notre propre conduite de vie en fonction de notre Etre véritable dans sa globalité, de notre patrimoine génétique et culturel, de notre aspiration spirituelle, de nos croyances, de notre créativité et finalement, de ce petit "plus" qui fait de chacun d'entre nous un être unique ...

Nous insistons sur le fait qu'aucune discipline ne peut être imposée. Le bon sens en toute chose est de rigueur.

Après avoir collaboré avec différentes écoles, et accompagné en cabinet de nombreuses personnes vers une meilleure santé (naturopathie, astrologie, sophrologie, relaxation, réflexologie plantaire, méditation, etc.), nous nous sommes rendus compte du fossé qui se creuse souvent entre les notions de "spiritualité" et de "santé".

Par la rencontre avec les personnes qui souhaitaient améliorer leur santé physique et donner un sens à leur vie, une évidence est née : le fossé entre Santé et Spiritualité doit être peu à peu réduit jusqu'à disparaître, car l'un ne peut aller sans l'autre lorsque le but du chemin suivi est celui du service, objectif de la véritable spiritualité.

Par cette approche qui mêle Santé et Spiritualité, nous souhaitons mettre à la portée de tous des bases saines et justes qui aideront à la compréhension du Service et à saisir en quoi il est si important d'être soi-même épanoui pour aider les autres à s'épanouir, et collaborer ainsi à un monde meilleur et plus lumineux.

Il n'est absolument pas nécessaire d'être affilié à une école philosophique ou ésotérique, ni d'être un fervent partisan de la santé ou du bien-être pour pouvoir lire cet ouvrage. Il s'adresse à toutes les Bonnes Volontés.

Soucieux d'apporter au plus grand nombre les bases en spiritualité et en santé, cet ouvrage aborde différents thèmes qui permettront à tous de partager un même niveau de connaissance.

Les citations proviennent de divers enseignements philosophiques ou spirituels, qui visent les mêmes desseins : le Service, la mise en place d'un Futur Harmonieux, l'Amour... Elles constituent des références et des pistes de recherche. Chacun trouvera un écho dans l'une ou l'autre de ces citations et en parcourant la bibliographie.

Nous devons marcher ensemble, en unissant la Beauté qui est en chacun de nous, à la Volonté de toujours faire mieux.

Même si certains concepts peuvent ne pas être évidents lors d'une première lecture, le fait de vouloir participer au Service et de faire au mieux pour s'aider soi-même et aider ses semblables, est déjà le premier pas vers une ouverture et une compréhension holistique. Les notions abordées deviendront plus aisées à mesure que la conscience s'éveillera et chacun pourra alors développer les thèmes qui le touchent en priorité, tout en se souvenant de l'importance de tous les relier pour que le Service soit Beau et Harmonieux.

Il est nécessaire de se souvenir que la Spiritualité a besoin de la Santé pour être réellement véhiculée par tous les corps, comme la Santé a besoin de la Spiritualité pour que soit parcouru le *sentier* avec vitalité et conscience.

A tous ceux qui se demandent comment Servir *véritablement*, quel est le but de la vie, à ceux qui ne savent plus où aller, mais qui veulent être utiles et aider leur prochain, à ceux qui veulent collaborer au plan divin... ou tout simplement, à ceux qui ouvriront cet ouvrage par curiosité, nous leur demandons simplement de faire une pause quelques instants et d'ouvrir leur cœur...

Notre objectif est de fournir, à ceux qui saisissent cet appel, des conseils, des techniques globales et holistiques, des sujets de réflexion et de méditation sur la relation entre la Santé et la Spiritualité, afin de contribuer à la Beauté du Service Harmonique avec une Conscience Eveillée.

C'est étape après étape que nous construisons le Futur. Il est grand temps de s'y atteler.

# 1. Constitution d'un être humain

Pour comprendre comment s'interpénètrent les trois corps de l'Homme, et en quoi la Santé influe sur ceux-ci, et vice versa, nous allons aborder *la constitution de l'homme* de manière à ce qu'elle soit accessible à tous.

## 1.1 La constitution psycho-spirituelle

Avant tout, il est utile de commencer par définir ce que l'on nomme « constitution psycho-spirituelle » d'un être humain :

« L'Homme est l'être en qui l'esprit le plus élevé et la matière la plus grossière sont unis par l'Intelligence »

*(BESANT, 1996)*

Ce sujet étant particulièrement complexe, les éléments suivants ne sont donnés qu'à titre d'information et de synthèse. La constitution, dite quelquefois *occulte,* de l'homme ne peut être résumée en si peu de pages, et nous vous encourageons à vous référer à la bibliographie si vous souhaitez approfondir le sujet.

Selon l'approche théosophique, et celle d'Alice Bailey[1], nous avons 7 corps ou *véhicules*, qui sont divisés de façon ternaire :

---

[1] : Voir bibliographie en fin d'ouvrage.

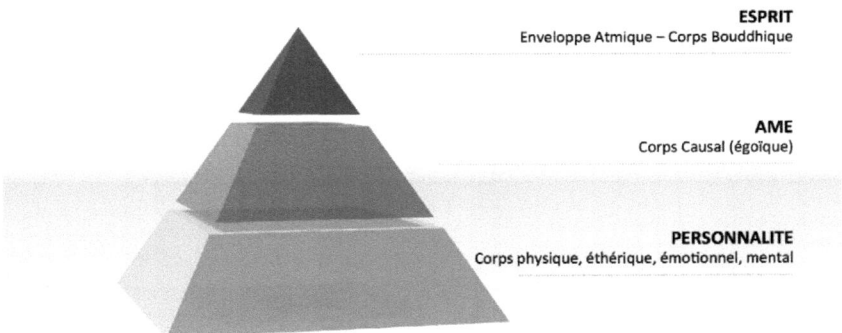

Figure 1 : Les 7 Corps

Ces « corps » sont des éléments énergétiques que nous utilisons de manière plus ou moins consciente, plus ou moins *éveillée* en fonction de notre niveau d'évolution.

Les corps de la personnalité nous sont familiers : nous sommes conscients d'avoir une structure physique avec des organes, des émotions et des désirs, des pensées, etc.

Au-delà de la personnalité, nous n'avons que des suppositions. Pour l'instant, les corps supérieurs (bouddhique, atmique) ne nous sont pas encore accessibles consciemment.

Alice Bailey définit **l'Esprit** ainsi :

« Le mot Esprit s'applique à l'impulsion de la vie indéfinissable, insaisissable, essentielle, cause de toute manifestation. C'est le souffle de Vie, influx rythmique d'énergie vitale, qui se manifeste à son tour comme force d'attraction, comme conscience ou âme, et constitue la totalité de la substance atomique. Il correspond dans la grande Existence, ou macrocosme, à ce qui, dans la petite Existence, ou microcosme, est le facteur vital inspirateur, appelé la vie de l'homme. Sa présence se traduit dans le corps par la respiration qui cesse quand le cours de la vie arrive à son terme. »

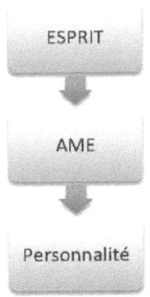

Il y a toujours une confusion entre les termes « Esprit » et « Ame », qui sont souvent mélangés.

■ **Nous pouvons dire que l'Ame est une énergie intermédiaire entre l'Esprit, ou véritable corps divin, et la personnalité.**

Sa description est donc totalement théorique pour l'instant. Malgré tout, notre objectif est de percevoir l'énergie de l'âme ou « soi transpersonnel » et de coordonner notre personnalité avec elle.

En fait, les différents corps (personnalité – Ame), comme les différents plans énergétiques d'ailleurs, peuvent être représentés d'une manière plus exacte comme s'interpénétrant :

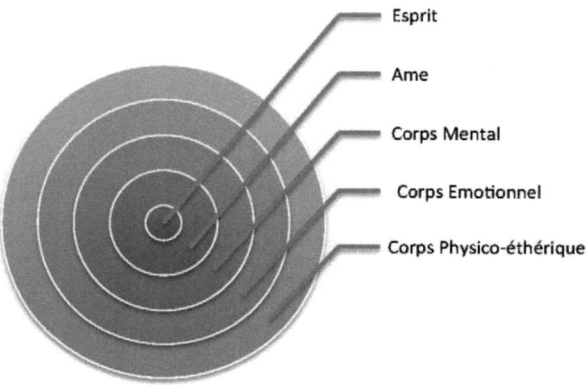

*Figure 2 : Constitution énergétique*

## 1.2  L'Ame - Le Soi transpersonnel

### Définitions et postulats

La notion d'âme (ou « Soi transpersonnel ») est évidemment le cœur de toute formation spirituelle.

L'objectif majeur que nous poursuivons (à titre individuel) est le contact de la personnalité intégrée avec l'âme.

Nous allons essayer de la définir le mieux possible pour que cette notion ne soit pas théorique.

« CHRIST intérieur », « Ange Solaire », « Soi Spirituel », « Ange de la Présence », peuvent constituer des synonymes corrects, bien que quelques nuances soient à prendre en considération.

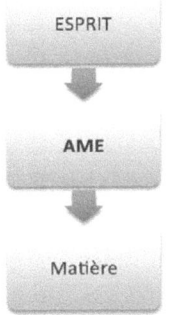

Voyons quelques définitions :

- L'âme est le principe médiateur ou médian. Elle n'est ni Esprit ni matière, mais la relation entre eux. Elle est « conscience de groupe » et est UNE avec toutes les autres Ames. Elle « adombre » la personnalité et est reliée à l'homme par le fil d'énergie, le fil de l'Ame, durant toute la vie terrestre. Elle est la force de l'évolution elle-même, ou principe Christique. Le Soi réel est l'Ame, le corps est son instrument.

- L'âme est essentiellement lumière, à la fois littéralement du point de vue vibratoire, et philosophiquement du fait qu'elle constitue le véritable moyen de la connaissance. L'âme est lumière symboliquement parce qu'elle est semblable au rayon solaire qui luit dans les ténèbres ; l'âme, par l'intermédiaire du cerveau, apporte la révélation. Elle projette sa lumière dans le cerveau, illuminant ainsi progressivement la voie de l'être humain.

(BAILEY, Psychologie ésotérique)

## Généralités

Nous avons évoqué précédemment, la notion de TRINITE :

- Esprit
- Ame
- Personnalité

Concevons l'Esprit et la matière (ou *personnalité* pour un être humain) comme deux polarités opposées (positive et négative par exemple). Le *rapprochement* de deux tensions inverses crée ce que l'on nomme en électricité, une *différence de potentiel*. De même, en théologie, ainsi que dans la vie, quand le PERE se lie à la MERE, il en résulte une création nouvelle, synthèse des deux : le FILS.

■ **L'Ame est le résultat de l'action de l'Esprit sur la matière.**

Dans la nature, au niveau des quatre règnes, nous rencontrons un certain nombre de qualités différentes qui permettent de qualifier un élément : la couleur d'une fleur, la forme d'une pierre, l'instinct d'un animal ou le caractère d'un être humain. Une multitude infinie de variétés s'épanouit au sein de la création. Ce qui différencie ces éléments est la capacité de la matière à *réagir*, selon sa densité (donc sa faculté de réponse), à l'énergie de l'Ame. De même qu'une poignée de limaille de fer s'oriente selon un dessin précis à l'approche d'un champ magnétique, la nature recherche et exprime la qualité de l'Ame. L'activité intelligente de toute forme naturelle vivante lui est subordonnée. Cette activité s'oriente vers l'aspect évolutif, prenant les chemins les plus sûrs pour passer d'un règne à l'autre.

■ **Esprit-matière, PERE-MERE, créent une dualité qui évoque la réaction, donc la dynamique d'action, que nous appelons « la Conscience ».**

L'Univers est un ensemble infini de vibrations.

Plus une forme, une vie, ou une entité, répond correctement à la vibration de l'Ame, plus elle tend vers sa perfection. Ceci est valable pour les quatre règnes. Certaines formes sont incapables de reconnaître les hautes énergies de l'Ame et évoquent une création imparfaite et dysharmonique. D'autres, au contraire, manifestent la beauté et la perfection, répondant presque parfaitement à son influence.

## L'âme dans les quatre règnes

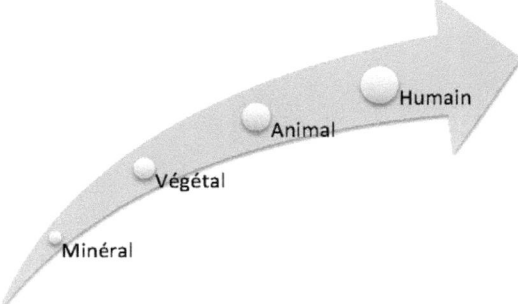

1.  **Dans le règne minéral**, l'Ame conditionne les formes et les couleurs des différents minéraux, elle donne leurs qualités aux métaux et aux pierres. Ce règne trouve son accomplissement dans les métaux *radioactifs*.

2.  **Dans le règne végétal**, elle confère également les formes, couleurs et odeurs aux différentes plantes, mais également leurs capacités de réaction au soleil, à l'eau et aux règnes supérieurs. Dans la spirale de l'évolution, ce règne a atteint une grande perfection. Son accomplissement se trouve dans la beauté et l'odeur des parfums qu'il émane.

3.  **Dans le règne animal**, une certaine individualisation commence à naître. Chaque race possède une *Ame-groupe* qui lui donne ses instincts, ses qualités et ses formes. L'accomplissement de ce règne se situe dans l'individualisation des animaux supérieurs : chien, chat, cheval et éléphant, ainsi que dans l'amour qu'ils portent aux êtres humains.

4.  **En l'homme**, l'Ame est devenue individuelle et est appelée : « Ange Solaire ». Elle détermine la conscience qui dirige vers l'UNION et l'inclusion. Le sentier de l'évolution humaine passe par la REconnaissance du fait de l'Ame en chaque être et *l'adombrement* de sa qualité Divine. Le travail de tous les Disciples est la recherche des qualités de l'Ame et l'accomplissement de Sa Volonté dans le monde de la forme.

Voici une représentation imagée de la constitution occulte incluant la personnalité et l'âme :

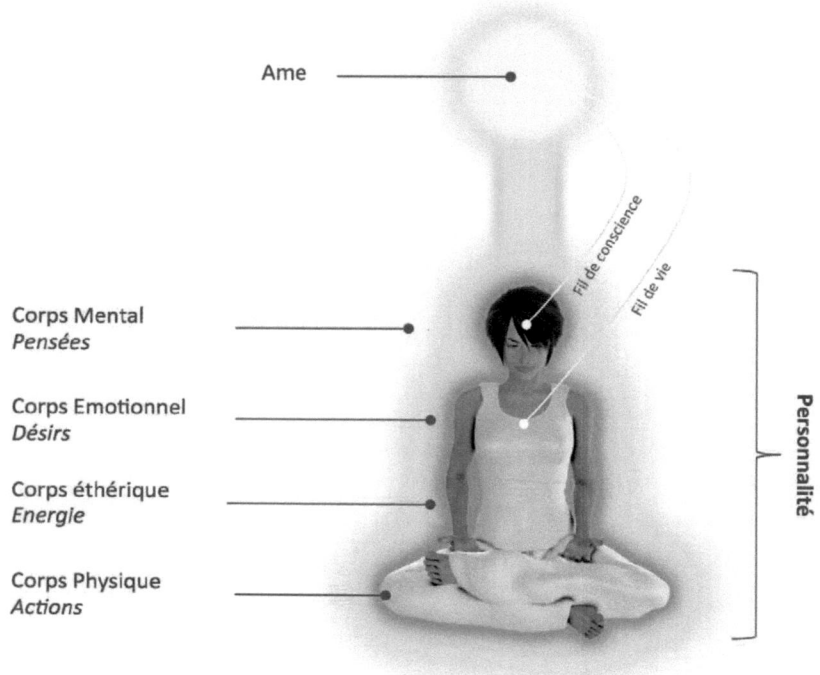

Figure 3 : Ame et personnalité

## 1.3 La personnalité

Le terme « personnalité » dérive du latin « persona », masque théâtral que l'acteur gardait pendant toute la pièce.

En psychologie, il s'applique à l'ensemble des caractéristiques qui individualisent un être humain ; caractéristiques liées à l'hérédité, au milieu, à l'éducation.

Nous avons défini la personnalité comme étant l'ensemble de trois corps vibratoires :

- Physico-éthérique
- Emotionnel
- Mental

Elle représente littéralement le véhicule triple d'expression de l'âme dans la forme, son instrument d'expérimentation dans les trois plans inférieurs.

A chaque incarnation, l'âme reconstitue ses véhicules dans chacun de ces plans, afin qu'ils correspondent aux besoins des expériences qu'elle se propose d'acquérir. A la fin d'une vie, chacun de ces corps est redéposé dans son propre plan et l'âme effectue le bilan d'activité. Le *corps causal* conserve l'enregistrement de toutes les expériences.

En prenant connaissance des différentes caractéristiques de ces trois corps, il est indispensable que nous nous souvenions qu'il s'agit de « véhicules d'expression » et NON de notre véritable MOI, qui est *l'âme*. La majorité des êtres humains est polarisée dans ses corps physico-éthérique et émotionnel. Un petit nombre d'individus commence à utiliser le corps mental de façon adéquate. Mais d'une manière générale, nous sommes identifiés à nos trois véhicules de personnalité. Il nous faut prendre conscience qu'ils sont constitués d'infimes vies élémentaires rassemblées à partir des réservoirs des plans inférieurs. Le caractère *entropique*[2] de ces *élémentaux*[3] nous oblige à une constante attention afin que notre personnalité ne se dégrade pas. Laissez aller votre corps physique (sans l'alimenter, par

---

[2] : Energie qui tend à se dégrader.

[3] : Terme désignant l'ensemble des constituants énergétiques des corps inférieurs de la personnalité qui se situent sur un courant involutif, c'est-à-dire dans une phase de descente de l'Esprit dans la matière. (Nommés aussi *Pitris lunaires*)

exemple), et il va inexorablement se dégrader et mourir. Il en est de même des corps émotionnel et mental.

Rappelons-nous que la mission humaine – RE-lier le haut et le bas - est la *Rédemption*, le Rachat de la matière, et donc des élémentaux qui constituent nos corps inférieurs.

Ainsi, notre travail est de permettre à l'âme de diriger nos véhicules, de les éclairer de la lumière Divine Solaire, afin de les RE-orienter vers la branche ascendante de l'évolution.

## Le corps physico-éthérique

### Corps physique

La nature scientifique du corps physique est bien connue, et il est inutile de nous y étendre.

Au niveau ésotérique, il faut savoir que le corps physique fonctionne comme une unité. Toutes ses parties dépendent les unes des autres. Chaque organe est composé de cellules, elles-mêmes constituées d'atomes assemblés en molécules. Le tout est maintenu en cohésion par la vie de l'ensemble.

Nous pouvons diviser le corps physique en cinq parties principales (BAILEY, Traité sur la Magie Blanche) :

- Tête
- Poitrine (au-dessus du diaphragme)
- Abdomen (au-dessous du diaphragme)
- Bras
- Jambes

Chacune de ces parties est triple en essence et en fonctions.

Le corps, dans sa totalité énergétique, peut également se diviser analogiquement en trois parties :

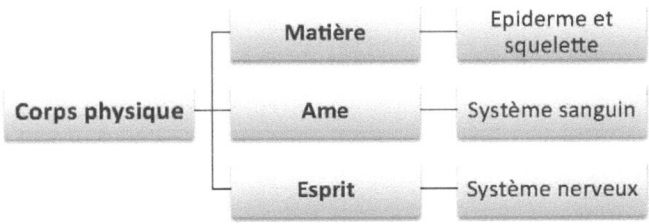

*Figure 4 : Divisions du corps physique*

A chacune de ces trois parties correspond un des trois aspects de la Trinité :

- **Matière** : épiderme et squelette.
- **Ame** : vaisseaux sanguins et circulation sanguine, par analogie avec l'âme qui pénètre toutes les parties d'un système solaire, comme le sang pénètre le corps.
- **Esprit** : Le système nerveux qui correspond à l'énergie spirituelle par la manière dont il transmet celle-ci dans le corps.

Nous ne nous étendrons pas davantage sur le corps physique, mais il est utile de savoir que celui-ci est aujourd'hui un véhicule *mécanique*, entièrement subordonné au corps éthérique qui l'anime.

■ **L'état du corps physique reflète, exactement, celui du corps éthérique.**

### Corps éthérique

Dans la Bible, il est appelé le « Bol d'Or ». Toutes les traditions mentionnent son existence. L'acupuncture chinoise s'adresse directement à lui[4].

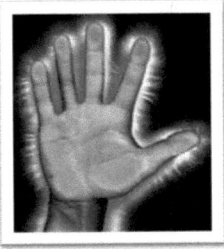

Il a une importance vitale dans l'activité humaine et nous devons le considérer comme un *relais créateur* d'énergie.

Chez l'homme, le corps éthérique pénètre et dépasse le corps physique et a une couleur bleu-gris.

---

[4] Du moins, à une partie des sous-plans qui le constituent.

Toute matière physique a sa contrepartie éthérique qui la crée et la vitalise. Ce qui signifie que nous avons des organes éthériques, des membres éthériques, etc.

Ainsi, il est le moule exact du corps physique, l'archétype énergétique sur lequel toute forme physique se construit.

Dans le détail, il est constitué d'un réseau d'une myriade de fins canaux entrelacés que les hindous ont appelé NADIS. Quand les croisements de ces Nadis sont importants, nous sommes en présence de ce que la tradition nomme un CHAKRA.

L'objet principal du corps éthérique est tout d'abord de transférer dans le physique le principe de Vie au moyen du sang, dont le point focal est le cœur, distribuant ainsi la vitalité physique.

De plus, il est le véhicule ou le « corps d'expression » de l'âme, qui peut être en relation avec le milieu « matière » grâce au système nerveux dont le point focal est le cerveau.

Enfin, il relie le corps physique aux différents corps supérieurs et retransmet des énergies planétaires et cosmiques.

## Le plan astral et corps émotionnel

Avant d'aborder le corps astral (ou émotionnel) de l'homme, il nous faut décrire brièvement celui de la planète : le *plan astral*. Ceci, afin de bien appréhender l'analogie entre le haut et le bas, et comprendre comment tout s'interpénètre à tous les niveaux.

### Plan astral

Comme la logique de notre raisonnement le requiert, nous considérons le plan astral comme animé par des vibrations plus rapides et plus subtiles que celles du plan physico-éthérique précédemment étudié. Ce plan se caractérise par deux propriétés : la *sensibilité* et l'*émotion*.

Toute énergie reçue ou émise par un être vivant, qu'elle soit sensible ou émotive, provient du plan astral.

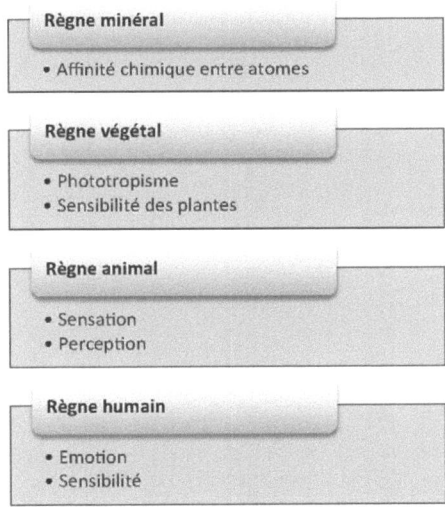

**Règne minéral**
- Affinité chimique entre atomes

**Règne végétal**
- Phototropisme
- Sensibilité des plantes

**Règne animal**
- Sensation
- Perception

**Règne humain**
- Emotion
- Sensibilité

*Figure 5 : Plan astral et règnes*

1.  *Dans le règne minéral*, cette énergie est responsable de l'affinité chimique entre les atomes qui créent des molécules.

2.  *Dans le règne végétal*, cette énergie est responsable du phototropisme[5] ainsi que de l'affinité entre certaines plantes et de leur sensibilité.

3.  *Dans le règne animal*, cette énergie est responsable de la sensation et de la perception organisée.

4.  *Chez l'homme*, s'ajoute ce que l'on nomme : l'émotion.

Le plan astral est donc le lieu où se rencontrent toutes sortes de perceptions : sensibilité (ou sensiblerie), émotions (jalousie, peur, égoïsme, altruisme, attrait...).

Comme les autres plans, il est divisé en 7 sous-plans de densité croissante. La qualité d'une émotion (peur ou amour, par exemple) sera en relation avec sa position dans les sous-plans.

Ceci nous permet d'établir la division suivante :

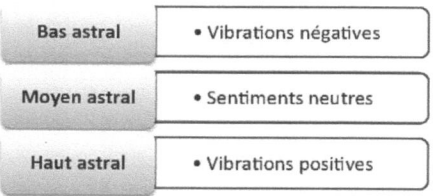

*Figure 6 : Qualités du plan astral*

1.  **Bas-astral** (sous-plans 1/2/3) : Vibrations négatives (haine, peur, sensualité animale, violence, colère, égoïsme, etc.).

2.  **Moyen astral** (sous-plan 4) : Sentiments neutres, émotions guidées par l'intérêt (attraction ou répulsion).

3.  **Haut astral** (sous-plans 5/6/7) : Vibrations positives (aspiration spirituelle, amour humain, altruisme, sensibilité à la beauté (art, nature...), etc.).

---

[5] : Orientation par rapport à la lumière.

Le plan astral est un monde dense et épais, constitué d'un brouillard d'une multitude de couleurs. En fait, il est le monde du *mirage*, une image inversée de la réalité. Il a une existence humaine et non Divine, bien que sa matière soit d'origine cosmique. Toutes les formes qui s'y trouvent, proviennent de réalisations humaines. Il est le plan de la dualité, des paires d'opposés qui font osciller l'homme depuis la nuit des temps. La dualité majeure étant représentée par le conflit « bien/mal ». Il n'a aucune lumière propre comme les autres plans, et ne transmet que le reflet des plans supérieurs.

## Corps émotionnel

Le corps émotionnel de l'être humain a sa source dans le plan astral ; il est donc constitué des mêmes énergies.

Au niveau planétaire, il est le corps dans lequel l'homme est le plus puissamment conscient et polarisé. Il est donc le véhicule de l'expérience humaine. Chaque émotion, sentiment, sensibilité y a sa source. Une émotion peut être symbolisée par un nuage d'énergie astrale colorée qui jaillit de l'homme : soit elle reste dans son aura si elle n'est pas puissante, soit elle est projetée dans le plan astral. Ce corps, comme le corps éthérique, possède ses propres centres de forces, appelées LAYAS. Ceux-ci déversent l'énergie astrale dans les chakras, puis vers les glandes et déterminent l'équilibre physique et psychosomatique.

Mais, ce corps n'est pas seulement animé par nous-mêmes, il reçoit, de sources extérieures, des énergies :

- Passant par le corps astral planétaire,
- Emanant d'autres planètes,
- Emanant du zodiaque,
- Emanant de la vie astrale de l'humanité,
- Emanant de la vie astrale familiale ou de groupe.

## Le corps mental

### Plan mental

Sortons maintenant du monde des émotions et des sentiments pour gravir les échelons vibratoires. Nous arrivons au sein d'une zone plus claire, plus subtile : le plan Mental.

Comme son nom l'indique, il est le monde de la pensée. En fait, nous pouvons définir deux types d'activité mentale : les *pensées abstraites* ou archétypales et non formelles, et les *pensées concrètes*, formelles pouvant s'exprimer par un code sémantique.

 Il peut donc se subdiviser en deux parties :

- **Le plan mental supérieur** : Monde des archétypes sans forme, monde abstrait que les mathématiciens connaissent bien, peuplé de symboles universels.
- **Le plan mental inférieur** : Monde formel, application du mental supérieur dans la forme linguistique et pratique.

Le plan mental véhicule un ensemble d'énergies nommées : pensées ou idées.

## Corps mental

L'homme possède un corps mental dont la matière est empruntée au réservoir mental planétaire. Il a donc la possibilité d'agir par et avec les deux types de pensées que nous avons définis comme *abstraites* et *concrètes*.

Les premières lui permettent d'obtenir une idée générale et globale des lois universelles archétypales, du fondement de toute Unité. Le mental supérieur est synthétique. Il rassemble ce que lui fournit l'inférieur et est capable de percevoir les « formules » en provenance des plans supérieurs.

Les secondes sont analytiques, elles utilisent la logique déductive ou inductive, permettant de planifier, disséquant la nature UNE pour en extraire une multitude de critères pouvant être répertoriés.

L'énergie mentale agit sur les corps inférieurs émotionnel et physico-éthérique pour atteindre le niveau *matière* et engendrer l'intelligence. Le cerveau décode, grâce à ses propres « patterns », l'énergie qui lui est transmise.

## Formes-pensées

Afin d'analyser comment l'être humain utilise l'énergie mentale, nous pouvons calquer notre démarche sur le mécanisme astral, qui est identique.

L'homme reçoit et émet des « idées », énergie mentale concentrée, qui « naviguent » dans l'espace mental. Il les réceptionne, les analyse, les colore et les projette à nouveau dans le plan mental. Toute activité du corps mental (en corrélation avec le cerveau) fait naître une vibration sur le plan correspondant. Les vibrations se propagent vers l'astral pendant un temps qui varie selon la durée et la puissance de l'émission. La « pensée-vibration », ainsi créée, va attirer à elle l'essence élémentale mentale (ou élémentaux du plan) qui s'accorde à sa nature, lui donnant vie et mouvement.

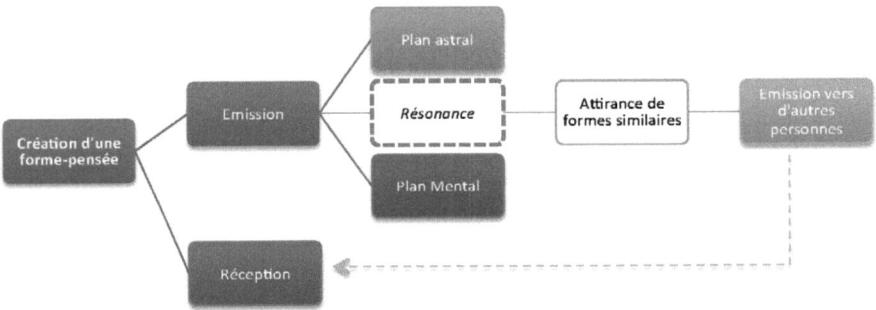

*Figure 7 : Les formes-pensées*

Supposons qu'un homme pense pendant des années à la meilleure façon de faire naître dans le monde une paix durable. Son activité mentale va créer des idées claires et précises qui vont *voyager* dans le plan mental, vitalisées par des *élémentaux* très purs. Ces formes-pensées de paix peuvent être perçues, par résonance, par des hommes prêts à les accepter et qui vont renvoyer des idées similaires ou complémentaires. Ainsi se crée un *égrégore* puissant qui évoque la paix dans le monde et pourra, peut-être un jour, faire avorter un embryon de conflit. Ce processus est identique pour des pensées de guerre, de profits financiers ou politiques...

Malgré tout, rares sont les hommes capables d'alimenter de puissantes idées. Les formes-pensées de la majorité de l'humanité ne sortent pas de leur aura et influencent seulement son état de santé et l'harmonie générale de ses corps.

Le corps mental a donc un triple but :

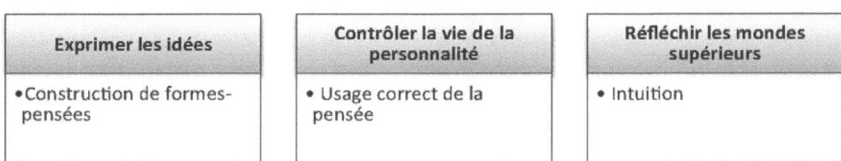

Figure 8 : Fonctions du corps mental

## Corps mental supérieur et intuition

De la même manière que le plan mental est divisé en plan mental inférieur et plan mental supérieur, nous possédons un *corps mental supérieur*. Celui-ci est associé à une fonction que nous appelons *l'intuition*.

Alice Bailey (BAILEY, De l'Intellect à l'intuition) définit l'intuition ainsi :

« ... perception directe de la vérité, séparée de la faculté de raisonnement et de tout processus intellectuel. C'est l'apparition dans la conscience de quelque vérité ou beauté jamais perçue auparavant. Cela n'est pas du domaine de la subconscience et n'émane pas de la mémoire raciale ou autre, mais tombe de l'âme superconsciente, ou omnisciente, dans l'intellect. Cela est reconnu immédiatement comme infaillible et ne suscite aucune question. Toutes les solutions brusques de problèmes en apparence complexes ou insolubles, ainsi que nombre de grandes inventions révolutionnaires, se classent dans cette catégorie. »

Le corps mental est le plus élevé et le plus subtil maillon de la personnalité. Il a donc une place privilégiée.

Tout d'abord, il peut être considéré comme le relais entre l'Ame et les corps inférieurs. Il agit ainsi en *médiateur*. Ensuite, il a le pouvoir de maîtriser ces corps inférieurs et enfin, de par ses caractéristiques, de se maîtriser lui-même.

Analysons ses remarquables qualités.

Le mental peut diriger son attention dans trois directions :

- Vers **le bas :** corps émotionnel et corps physico-éthérique.

- A **l'horizontale :** lui-même et le monde mental.
- Vers le haut : l'Ame.

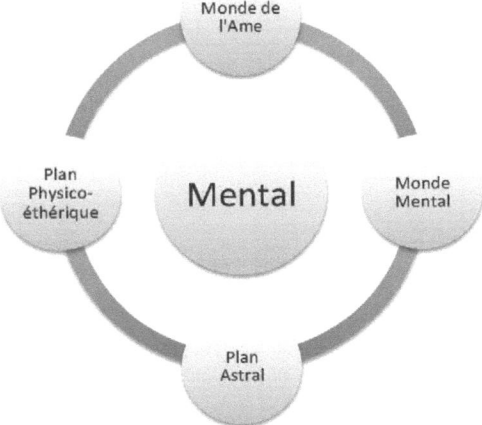

*Figure 9 : La tour de contrôle de l'être humain*

Ces trois caractéristiques font de lui la « tour de contrôle » de l'être humain.

Dans sa partie inférieure, il peut analyser et comprendre parfaitement le fonctionnement des corps émotionnel et physico-éthérique. Ainsi, il lui est possible de constater leurs défauts et d'y remédier ; de voir dans quelles conditions les émotions réagissent violemment ou dans quelles situations le physique contracte une maladie. Il a donc la possibilité de maîtriser les corps inférieurs. Ceci est une des premières conditions à prendre en considération.

De plus, il est capable de *s'auto-analyser*, de comprendre ses propres raisonnements, ses enchaînements d'idées, déductions, limitations et potentialités ; d'étendre ainsi ses connaissances et de maîtriser la pensée. Ceci est aussi une condition nécessaire pour le Service. Enfin, par une sage maîtrise de la concentration, il peut s'élever dans la lumière de l'Intuition et contempler les mondes infinis. Là, il recevra les directives de l'Ame qui lui permettront de matérialiser le Plan Divin et de faire de l'homme un serviteur intelligent.

Pour résumer :

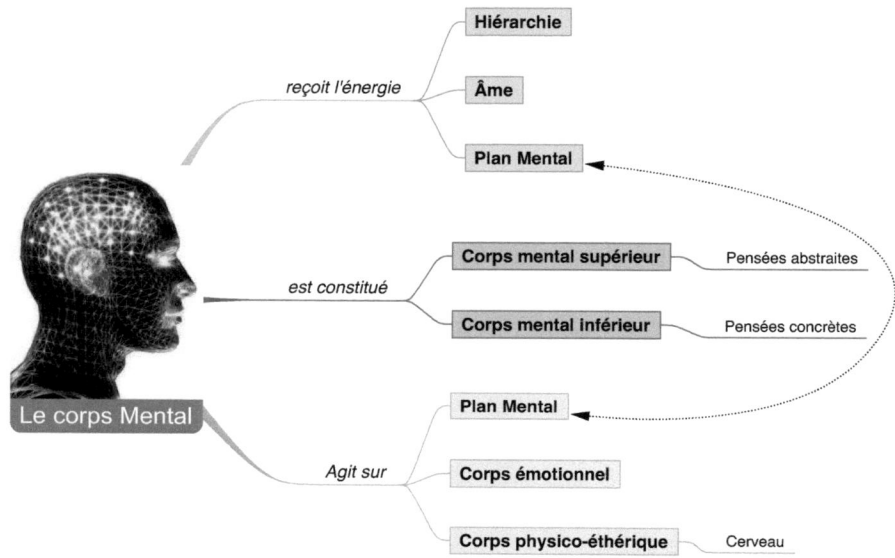

*Figure 10 : Le corps Mental en action*

En occident, nous avons appris à l'utiliser comme moyen analytique de connaissance. En fait, il est souvent employé de manière dispersive, même s'il y a concentration sur un fait ou une idée. Nous avons créé, pour la plupart d'entre nous, une machine à raisonner, puissante et ordonnée. Elle échange, en permanence, des informations avec le subconscient et des habitudes sans que nous puissions réellement maîtriser cet échange, ce transfert de données. Progressivement, si le conscient n'intervient pas sévèrement, le mental s'auto-alimente, se nourrit lui-même en créant, par l'analyse, de nouveaux matériaux qu'il pourra utiliser comme combustible. C'est un mouvement perpétuel qui échappe, trop souvent, à notre contrôle. Sur le sentier de la Sagesse, ce processus doit impérativement être inversé.

Avec l'aide de la Volonté, il faut imposer au mental un nouveau rythme : « Mon mental ne parlera que lorsque je déciderai de lui présenter un problème », comme un ordinateur que l'on programme. Il doit rester silencieux quand aucune pensée n'est nécessaire et fonctionner clairement quand il est sollicité. Il ne doit émettre que des pensées positives qui vitalisent l'aura. Ceux qui pratiquent la méditation sont conscients de l'importance d'avoir un mental silencieux ou dirigé vers ce qui lui est ordonné. De plus, il doit être entraîné à la perception : recevoir les impulsions de l'Ame, utiliser la sensibilité du Cœur, maîtriser celle de l'émotionnel, sentir l'unité et la magnificence de la création partout et en tous lieux.

L'acte réel de « penser » est très différent de la rumination, de l'enchaînement circulaire non productif des pensées ou de la cogitation intellectuelle. La pensée véritable est créatrice, produit du nouveau et est en résonnance avec le cœur.

### ■ La clé : « ETRE, ICI ET MAINTENANT »

Elle est la porte qui ouvre sur le dépassement du temps et de l'espace. En étant, « ici et maintenant », nous sortons des quatre dimensions connues pour entrer dans l'éternité de l'Ame.

« Un acte fait à temps est un acte hors du temps. »

Analysez une heure d'activité dans votre journée. Vous vous rendrez à l'évidence que vous ne pouvez pas reconnaître la multitude de pensées qui vous assaillent. Elles sont, en général, toujours « décalées » par rapport à la réalité : souvenirs du passé, prévisions de l'avenir.

Où est le présent, sommes-nous vivants ?

La véritable action juste est une succession d'états présents orientés vers le bien général. Tous ces problèmes sont liés au manque de Volonté. Faites l'expérience, essayez d'être « présent » dans toutes vos actions et percevez une nouvelle « qualité » de vie. Vous pourrez réellement construire votre futur.

En résumé, le mental peut donc :

- *Soit se tourner vers le bas* (lui-même et les corps inférieurs). Là, il analyse, comprend, se souvient, maîtrise (il est Yang).

- *Soit se tourner vers le haut* et servir de réservoir en travaillant à l'unisson avec le Cœur, attraper une flèche de Feu de l'Intuition de l'Ame, concevoir des projets pour améliorer le monde, sublimer, *alchimiser* la matière et manifester le Divin dans l'harmonie (il est Yin).

Le plus grand danger apparaît quand il se renferme sur lui-même, manipulant de la matière en involution (essence élémentale des pensées), parce qu'il risque alors de « s'alourdir » et son propre poids vous entraînera vers le bas.

Le mental est AIR : froid, il descend. Mais réchauffé à la flamme d'un Cœur aimant, il s'élève vers les mondes Divins et peut nous transformer en un être magnifiquement intégré, éclairé par l'Ame, dirigé par le Cœur : un Disciple, une Ame de Bonne Volonté.

## 2. Purification du corps physique

On ne peut demander à une voiture rouillée, avec un carburant inadéquat, un défaut de direction, des éraflures de-ci de-là, de fausses cartes géographiques... de nous mener vers les Sommets. Elle risquerait de ne plus avancer avant même d'avoir franchi les premières collines !

Malheureusement, trop de personnes pensent que pour suivre une voie spirituelle, il faut faire abstraction de son corps physique, qu'il ne sert à rien, qu'il est "grossier", et qu'il faut arriver à en faire abstraction puisque toute l'attention doit être tournée vers ce qui est subtil, le mental et, bien évidemment, l'âme.

Or, un cerveau évolué a besoin d'un corps physique préparé et en bonne santé pour pouvoir être contacté par les hauts courants de pensée spirituelle.

De ce fait, quel que soit l'état du véhicule au moment de l'éveil, nous pouvons le rendre plus fort et plus fiable pour avancer toujours plus loin. Ceci, en entreprenant un nettoyage approprié du corps physique, en choisissant le « carburant » qui convient, en « réparant » ce qui demande de l'être, en faisant fonctionner tous ses « rouages », en lui attribuant des temps de repos, et en l'entretenant au mieux tout au long du voyage.

Ainsi, et comme le disait si justement Hippocrate : « L'entretien de la santé dépend de l'adaptation des aliments et des exercices sans excès à chaque organisme individuel. » Nous le répèterons souvent : aucune discipline ni aucun régime n'est demandé puisque nous sommes tous uniques. Seules la bonne volonté, la conscience et la juste mesure sont requises.

### 2.1  L'alimentation

L'alimentation est un des facteurs incontournables pour rester en bonne santé ou recouvrer la santé. Comme l'oxygène et l'eau, c'est notre « carburant » pour avancer. Notre corps est en effet entièrement dépendant des aliments pour se construire et fonctionner.

Cependant, il ne s'agit pas de mettre n'importe quel « carburant » dans notre organisme, mais de le choisir avec bon sens. Le mauvais choix entraîne : toxines, carences, stress, maladies, etc. en somme, autant de nuisances qui contribuent à la dégradation de notre organisme si nous n'y prenons garde et, donc, au déséquilibre émotionnel et à la dégénérescence de notre cerveau.

Au contraire, choisir de s'alimenter sainement, c'est choisir de prendre soin de son véhicule physique, mais également de ses véhicules émotionnel et mental.

Un corps physique purifié et en bonne santé favorise immanquablement le bon fonctionnement des autres corps.

Sans entrer en détail dans le sujet, puisque tel n'est pas l'objet de ce livre, nous allons étudier en quoi une alimentation saine et libérée des toxines, alliée à un environnement convivial, favorise une bonne digestion et de ce fait, un esprit plus clair, plus serein et plus calme pour Servir encore mieux, être un modèle et favoriser le contact avec les énergies subtiles.

## Une nourriture choisie

« Nul régime fixe ne peut être entièrement correct pour un groupe de personnes appartenant à des rayons différents, ayant des tempéraments et des équipements variés, et diversement âgées. Les individus diffèrent les uns des autres sur certains points. Il leur faut découvrir ce qui leur est nécessaire en tant qu'individus, ainsi que la manière la plus favorable de pourvoir à leurs exigences physiques par la nature des substances qui leur permettront d'être de meilleurs serviteurs. Il faut que chacun le découvre pour lui-même. Il n'existe pas de régime collectif. Nul régime éliminant la viande n'est exigé, nul régime exclusivement végétarien n'est obligatoire. »

*(BAILEY, Guérison ésotérique)*

Comme nous l'avons compris, chaque individu étant différent (sexe, âge, constitution, culture, antécédents médicaux, etc.), ce qui conviendra à l'un ne sera pas forcément bénéfique à l'autre. Chacun doit pouvoir décider en conscience, quel sera le meilleur *combustible* pour son véhicule physique et par résonance, pour ses autres véhicules.

### Viande

Doit-on manger ou ne pas manger de viande lorsque l'on suit une voie spirituelle ? Telle est la grande question qui se pose immanquablement à toute personne désireuse de purifier ses véhicules.

En règle générale, les enseignements préconisent le végétarisme et en font un passage obligé de la discipline qu'ils enseignent.

Cela s'explique par le fait que dans le domaine de la spiritualité, l'animal est considéré comme un "petit frère" sur la voie de l'évolution. Selon son degré d'avancement (chat, chien, cheval...), il ressent de l'affection pour son maître, des désirs, des passions, des impulsions, un instinct de conservation et de survie, etc. Il ne végète pas, mais s'exprime et participe à sa manière à la vie. Nous avons tous été, un jour ou l'autre, le témoin direct ou indirect de scènes incroyables mettant en scène un de ces animaux évolués en train de montrer un comportement typiquement humain.

Le fait de manger de la viande rouge (bœuf, cheval, canard, mouton) a une influence sur l'état d'esprit, le comportement et la philosophie de vie. Cela joue sur notre agressivité, notre besoin de "vaincre" et d'être en compétition pour survivre au détriment de l'autre. Se nourrir de viande rouge, c'est absorber des énergies particulières, c'est alimenter le côté "animal" en nous. La viande blanche (porc, certaines volailles, lapin, veau) n'a pas cette particularité. Mais, comme en toute chose, il faut toujours privilégier la qualité et contrôler la provenance.

Par ailleurs, en tant qu'être humain, nous avons une structure anatomo-digestive qui ne correspond pas à celle du carnivore pur. Nous n'avons pas la même concentration d'enzymes de digestion des protéines, notre foie est différent et nos intestins n'ont pas la même longueur, ce qui favorise les phénomènes de fermento-putrescences.

Les toxiques contenus dans la viande et qui obstruent notre organisme sont les toxines de putréfaction ainsi que quantité de déchets provenant de l'animal abattu et stressé par les abattoirs, tels que : acide lactique, butyrique, urique, des purines...

Par la suite, toutes ces toxines vont déstabiliser la flore intestinale et allergiser le terrain. Une flore intestinale en mauvais état est une porte ouverte aux inflammations, maladies bactériennes, à l'affaiblissement immunitaire entraînant des maladies d'assimilation, de carences, d'inflammation, de lésion, de dégénérescence...

Pour finir, rappelons encore que ce n'est pas ce qui entre dans notre bouche qui va définir la valeur de notre bonne volonté. Comme nous le verrons, les mots et les pensées sont parfois plus toxiques que la viande rouge dont nous venons de nous alimenter. La conscience de ce que l'on fait et la juste mesure en toute chose sont les priorités pour relier la santé et la spiritualité. Le tout étant de toujours faire mieux.

- ■ **La décision de devenir végétarien (ou végétalien) impose un régime particulier et une certaine connaissance des combinaisons alimentaires pour éviter toute carence.**

- ■ **Nous insistons encore sur le fait que nul ne doit se soumettre à tel ou tel régime et mode de vie, sans en connaître les différents points de vue et sans s'être forgé sa propre opinion.**

**Laitage**

*Lait provenant des animaux*

Depuis le début des années 50, la consommation de produits laitiers a considérablement augmenté et aujourd'hui, le lait des animaux est consommé à tout âge et dans tous les coins du globe, même là où la tradition était toute autre.

En effet, pour attirer les consommateurs, des produits laitiers divers et variés ont été créés, que ce soit pour répondre à une demande purement nutritive (lait maternisé), ou alimentaire (beurre, crème, fromage...), mais aussi pour des questions de commodité (lait en poudre, en tube, à boire, de longue conservation...), ou pour attiser de nouvelles gourmandises (lait aromatisé, yaourt, crème glacée, pâtisserie, etc.). Enfin, la grande distribution propose également des *alicaments* (yaourt au bifidus)...

En fonction des lieux, le lait peut provenir de la chèvre, la brebis, la jument, l'ânesse, le dromadaire, la chamelle, le yak, la bufflonne, la renne, l'élan, etc.

Bien que certains médias nous encouragent vivement à consommer trois laitages par jour pour le bien de notre santé, il faut savoir que les laitages issus du *lait de vache* ne sont pas bons pour l'être humain et encore moins indispensables à notre bonne santé.

En effet, les ferments digestifs capables de transformer le lait de vache disparaissent au moment du sevrage. Et à l'âge adulte, nous n'en possédons plus. Ce qui explique certaines indigestions après avoir consommé du lait de vache ou encore les problèmes de déminéralisation et autres pathologies chroniques.

Néanmoins, en sachant qu'au final consommer des laitages issus du lait de vache est seulement bon pour nos papilles, si on les aime, nous pouvons en consommer pour notre propre plaisir. Mais, toujours avec modération, et en connaissance de cause.

Finalement, pour obtenir le calcium, il est important de consommer beaucoup de légumes, tout en sachant que le déficit en calcium est rare et n'est généralement pas lié au manque de calcium alimentaire. Les légumes ayant une excellente source de calcium sont essentiellement les crucifères : choux de toutes sortes, cresson, navet, radis, etc.

L'eau est également une merveilleuse source de calcium, à partir du moment où elle est un peu « calcaire » (puisque cela signifie qu'elle contient du calcium).

*Lait provenant des végétaux*

Un lait végétal est une boisson produite à base de végétaux. Il présente des aspects proches de ceux des laits provenant des animaux.

Les laits végétaux se rangent en différentes catégories : laits de noix (amandes, noix de cajou, pistaches, coco…), laits de céréales (riz, lupin, arachide, soja…), laits de graines (chanvre, graines de tournesol, graines de sésame).

Si de nombreux Occidentaux considèrent depuis relativement peu de temps le lait végétal comme un « substitut » au lait d'origine animale, pour les Asiatiques, il est présent dans la cuisine depuis des milliers d'années.

## Fruits et légumes

Les bénéfices apportés par la consommation des fruits et des légumes sont nombreux. Ils sont riches en eau, vitamines (B, C et A), minéraux (calcium, potassium et magnésium) et fibres, ainsi qu'en antioxydants.

De plus, les protéines végétales ne sont pas sujettes à la putréfaction dans les intestins comme le sont les protéines animales. Elles demandent moins d'énergie pour leur assimilation, se digèrent très vite et quittent l'estomac presque immédiatement.

Les jus de fruits ou de légumes sont à consommer immédiatement, avec toutes les consignes ci-dessous, afin d'en extraire tout le bénéfice pour notre organisme.

A défaut d'un jus fait-maison, les jus en bouteilles « 100% jus de fruits » ou « 100% jus de légumes » et sans sucre ajouté seront intéressants, surtout pendant les périodes où l'on ne trouve pas de fruits et légumes de saison. Cependant, la pasteurisation leur fait perdre une partie de leurs vitamines et nutriments.

Il est important de privilégier les fruits et les légumes de saison qui permettent d'assurer une grande variété de produits, de varier les saveurs et de préserver les valeurs nutritionnelles du fruit ou du légume. Cette diversité de consommation présente l'avantage d'associer les qualités nutritionnelles de chaque fruit et légume, ce qui potentialise les effets bénéfiques sur la santé.

De même, il est important de privilégier, autant que possible, les fruits et légumes *régionaux* (pour éviter qu'ils ne soient abîmés lors du transport) et issus de l'agriculture biologique parce qu'ils sont plus riches en éléments nutritifs, meilleurs pour la santé, plus savoureux et plus conformes à des valeurs humanistes visant à respecter la terre sur laquelle on évolue et dont on dépend.

**Légumineuses, céréales et oléagineux**

- **Légumineuses :** Les légumineuses (fèves et haricots secs, lentilles, pois secs, arachides, soja) jouent un rôle important dans le domaine alimentaire grâce à leur haute teneur en protéines et en acides aminés essentiels. Elles sont également de bonnes sources de vitamines et minéraux.

- **Céréales :** Les céréales (riz, maïs, blé, épeautre, avoine, quinoa, millet…) sont surtout intéressantes pour leur apport énergétique, sous forme de sucres lents. Elles sont aussi une source de vitamines, de sels minéraux et de fibres alimentaires.

- **Oléagineux.** Les oléagineux (amandes, noix du Brésil, noix de cajou, noix de coco, olives, avocats…) sont une excellente source de graisses, principalement insaturées. Ils sont également riches en protéines, en minéraux, en fibres et en vitamines.

Les protéines étant des éléments indispensables au fonctionnement de l'organisme, la consommation de légumineuses associées à des céréales, des oléagineux, des produits laitiers ou des œufs peut être une bonne alternative aux produits d'origine animale pour l'apport en protéines. *Exemples* : haricots rouges et quinoa ; pois chiches et semoule, lentilles et noix de cajou, etc.

Par cette combinaison « légumineuses-céréales » ou « légumineuses-œufs », par exemple, tous les acides aminés essentiels, les constituants des protéines que notre corps ne sait pas fabriquer, sont présents dans notre alimentation.

## Les poisons et la désintoxication

Les poisons que représentent l'alcool, le tabac, les drogues, les médicaments chimiques[6], sans oublier la caféine et le kola, sont particulièrement dangereux à tous les niveaux. En effet, si certains déchirent l'éther et retardent l'évolution de l'âme, tous peuvent pénétrer en profondeur les tissus les mieux protégés comme les nerfs et le cerveau. Ils sont également capables de dissoudre l'enveloppe de la cellule, notamment la cellule nerveuse, et d'y occasionner des dégâts irrémédiables en la pénétrant. La sensation d'euphorie que procurent certains poisons est illusoire, mais les dégâts occasionnés sur tous les véhicules, eux, sont bien réels.

A des degrés différents, ces poisons interfèrent avec le travail du cerveau, agissent sur les émotions, influent sur la qualité de jugement, nuisent à la qualité du sommeil et modifient la stabilité physique. Ils

---

[6] Sauf nécessité médicale importante.

sont souvent considérés comme étant un refuge pour fuir la réalité ou devrait-on dire « un mirage ». De plus, ils sont liés entre eux par le pouvoir d'accoutumance qu'ils dégagent, à plus ou moins forte intensité, et comme toute substance toxique, ils agissent de façon destructrice sur l'ensemble des corps.

Enfin, ces poisons nuisent à l'assimilation des éléments nutritifs, agressent la paroi digestive et augmentent la sécrétion d'acide gastrique. Au final, l'organisme est épuisé par intoxication.

## Alcool

L'absorption d'alcool a des incidences physiologiques et psychologiques diverses. C'est un dépresseur du système nerveux central et il agit principalement sur le jugement, mais aussi sur les fonctions motrices. Il peut mener à des troubles sévères comme *l'alcoolisme*. De plus, une consommation excessive d'alcool, même de manière occasionnelle, entraîne des lésions irréversibles au cerveau. Enfin, l'alcool est un poison qui épuise le foie et sclérose les tissus.

Par ailleurs, en empoisonnant les centres supérieurs, l'alcool libère chez l'individu les instincts les plus bas en même temps qu'il affaiblit le contrôle du cerveau. Aussi, l'usage de l'alcool à forte dose ne nous permet pas de fonctionner dans les mondes supérieurs. Ceci, parce que, du fait de l'abaissement du taux vibratoire que l'alcool produit, le corps pituitaire et la glande pinéale ne peuvent pas se mettre en mouvement, car ils fonctionnent par les éthers supérieurs.

L'alcool est un problème de santé publique majeur dans de nombreux pays du monde.

## Tabac

La composition du tabac est complexe (certains avancent un ordre de grandeur de 4000 constituants, dont nicotine, gaz ammoniac, dérivés de la pyridine et de l'oxyde de carbone, le cadmium, le 3-4 benzopyrène, goudrons...), à cause de la complexité de la plante et à cause des nombreux traitements réalisés sur le tabac récolté pour en assurer la conservation, la couleur, le parfum, le goût, la plasticité, etc.

Lorsque la substance brûle, d'autres composés chimiques se forment et entrent dans le sang, entraînant immanquablement des effets néfastes sur le corps physique. L'organisme tente de les éliminer autant que possible, mais à force d'accumulation, il est dépassé et n'arrive plus à les rejeter. C'est ainsi que ces composés chimiques sont refoulés dans les profondeurs de l'organisme pour le polluer de plus en plus, entraînant alors un enchaînement d'effets négatifs sur tous les corps : les fumeurs deviennent nerveux, perdent l'appétit de la nourriture saine, se fatiguent plus vite, ont moins d'endurance, accusent une perte d'efficacité et bien évidemment, une perte de facultés spirituelles.

Outre le fait qu'il est important de ne pas fumer, il est tout aussi important d'éviter les lieux enfumés dans lesquels nous sommes exposés aux substances qui brûlent et s'évaporent dans la pièce.

## Café, thé, cacao, cola

La *caféine*, appelée également *théine*, est un alcaloïde de la famille des méthylxanthines, présent dans de nombreux aliments.

Elle stimule le système nerveux central et le système cardio-vasculaire, diminue la somnolence et augmente temporairement l'attention.

Elle est principalement contenue dans le café, le thé et certaines boissons énergisantes.

La torréfaction présente certains dangers pour le café et le cacao. En effet, sous l'effet de la torréfaction sont ajoutés des produits de transformation du tanin, notamment le pyrogallol, substance considérée comme plus toxique que l'acide borique. Ces dangers peuvent également exister avec les succédanés, dont la torréfaction trop poussée engendre la production de goudrons, plus ou moins cancérigènes.

Le cacao est très peu connu en tant que poison. Pourtant, son accoutumance a été prouvée et ses effets sur le psychisme également. De ce fait, pour être solubilisé, il doit être traité avec de la soude qui, associée à la substance grasse du cacao, donne un produit ayant quelque ressemblance avec du savon.

Lorsque la caféine est consommée à grande dose, les effets immédiatement visibles sur la santé sont : palpitations cardiaques, pincements au cœur, tremblements, transpiration exagérée, nervosité, insomnie... autant de symptômes caractéristiques d'une excitation neuro-musculaire excessive.

## Médicaments[7]

La prise d'un médicament n'est pas neutre. Les effets induits peuvent quelquefois être complexes et les effets secondaires être interprétés comme des symptômes d'autres pathologies, ou d'une aggravation de l'état de santé... ce qui complique singulièrement la situation et peut conduire à des prescriptions supplémentaires (inadaptées), à d'autres effets secondaires, et à une nouvelle dépendance !

Les Français sont de très gros consommateurs de somnifères, dont les effets secondaires peuvent être la dépression, avec ou sans tendances suicidaires, des états phobiques, l'agressivité et un comportement violent.

---

[7] En aucun cas, nous ne favorisons l'arrêt des médicaments prescrits par votre médecin, mais nous vous encourageons à éviter toute forme d'auto-médication et de dépendance nocive.

Dans le domaine des antibiotiques, une sur-prescription peut aboutir, à terme, à des infections plus difficiles à traiter du fait de la sélection de germes résistants aux antibiotiques.

Par ailleurs, les impacts environnementaux ou secondaires (via l'alimentation) de médicaments humains ou vétérinaires (perturbateurs endocriniens) semblent avoir été sous-estimés. En effet, certains résidus que nous rejetons par l'urine et les excréments, ne sont pas dégradés par les stations d'épuration. Ils sont ingérés par des espèces marines ou d'eau douce (vivant notamment en aval des exutoires de stations d'épuration), et semblent poser des problèmes nettement détectables sur la fertilité de ces espèces. Quant à certains médicaments utilisés en chimiothérapie ou comme désinfectants par exemple, ils contiennent des substances qui ne sont pas dégradables (métaux lourds). La détection et la filtration de ces substances en est pour l'instant à ses débuts.

## Drogues

Une drogue, qu'elle soit chimique ou naturelle, a pour principe de modifier les communications neuronales.

De façon générale, toute chose ou situation faisant l'objet d'une addiction est appelée « drogue ».

Les drogues telles que marijuana, héroïne, cocaïne, LSD, etc. sont évidemment les plus dangereuses. La consommation de stupéfiants est associée à des problèmes sociaux et de santé qui varient selon le type, la quantité et le mode d'absorption de la substance mise en cause. La consommation répétée de drogue peut conduire à la toxicomanie et avoir de graves conséquences sanitaires. Les stupéfiants sont des psychotropes ; leurs effets peuvent modifier l'esprit, la volonté, le jugement (philosophie), etc. Et même si elles n'ont pas toutes les mêmes conséquences, elles agissent généralement grâce à un ou plusieurs alcaloïdes et modifient les transmissions synaptiques.

Souvent goûtées par curiosité pour dépasser ses limites, fuir son quotidien ou encore avoir une « révélation spirituelle », les drogues attirent pour mieux détruire ensuite. Les effets hallucinatoires qu'elles procurent sont des portes grandes ouvertes sur *des forces négatives*. En effet, des entités astrales profitent de ces ouvertures pour prendre possession de la personne sous l'emprise de la drogue. Non seulement le corps physique est en danger par la dépendance et les effets secondaires qu'elle apporte, mais les autres corps le sont tout autant.

Cela prend énormément de temps pour reconstruire ses corps et engendre un retard important dans l'évolution spirituelle.

Aucune personne ayant le cerveau confus ne peut espérer réussir à élever son niveau de conscience.

## Sucres et produits raffinés

Le sucre, qui se cache sous des airs de douceur, d'enfance, de bonbons, de Nutella, de gâteaux, de soda, de sécurité, de bonheur… est un poison « pervers » qui devient comme une drogue et peut être véritablement destructeur.

Si nous traitons des sucres et des produits raffinés dans le chapitre des poisons, c'est que cela devient un réel fléau de société, entraînant de multiples pathologies. D'ailleurs, une alerte mondiale a été déclenchée pour essayer d'endiguer l'augmentation croissante de la consommation de sucres dont les effets néfastes sur la santé sont, entre autres, comparables à ceux de l'alcool. Certains pays sont en train de mettre en place une régulation comparable afin d'en limiter les dégâts.

Jusqu'à un passé récent, les Européens ne consommaient pas de sucres industriels. Les sucres (glucose, fructose et saccharose) provenaient seulement des fruits et du miel. Le développement de la filière de la canne à sucre, puis de la betterave a permis d'ajouter du sucre aux aliments à partir du XVII$^{ème}$ siècle en Europe. Le sucre est désormais ajouté dans de nombreux aliments vendus dans le commerce, les desserts, bien sûr, mais aussi les boissons tels que les sodas, et même les produits salés (un exemple notable étant celui des petits pois en boîte).

De plus, la plupart des céréales, sucres, huiles et sels que nous consommons sont raffinés. Ceci, pour des raisons industrielles (conservation des produits), culturelles (la farine blanche, qui demandait au meunier plus de travail pour l'obtenir, était réservée aux plus riches, la farine « noire » aux pauvres…) et économiques (meilleure conservation, donc plus de rentabilité).

Or, le raffinage des sucres augmente la glycémie, et donc le phénomène de dépendance, la spirale du grignotage (indice glycémique plus élevé), et il appauvrit de la sorte notre organisme et nos défenses immunitaires.

Cependant, bien que les sucres raffinés rapides puissent être un poison pour le corps, paradoxalement, le glucose est l'aliment de base de notre cerveau. De ce fait, s'il vient à manquer lors de l'hypoglycémie, le cerveau et l'organisme tout entier envoie des signaux de détresse. L'état d'hypoglycémie est désagréable pour l'homme, qui cherche toujours à en sortir. Et le meilleur moyen est de consommer du sucre ! La sensation de manque pendant une hypoglycémie rend dépendant au sucre.

## Désintoxication

Nous l'avons compris, pour contacter les vibrations subtiles, il convient de ne pas alimenter notre corps de tous ces poisons qui l'intoxiquent et l'affaiblissent. Ils ne servent à rien dans la vie de tous les jours (sauf prescriptions médicales importantes), si ce n'est qu'à détruire peu à peu notre véhicule physique, à nous tenter de différentes manières pour compenser des manques émotionnels, à affaiblir notre volonté.

Si l'on prend un exemple très courant de la vie quotidienne, on peut constater que bien souvent, le café appelle la cigarette qui appelle l'alcool qui appelle une petite douceur… et le cycle infernal se poursuit ainsi. C'est pour cela que lorsque l'on veut arrêter de fumer, par exemple, il est conseillé de fuir les pauses café ou les invitations au restaurant qui donnent cruellement envie d'allumer une "petite" cigarette avec l'apéritif ou le café…

Dans l'idéal, il conviendrait de se séparer de tout ce qui fait l'objet d'une addiction, puisque nous cherchons à améliorer notre santé et nous libérer des chaînes qui nous retiennent vers le bas ! Plus facile à dire qu'à faire… voici quelques petits conseils :

- Si la dépendance est relativement faible, on peut arriver à trouver un palliatif dans les habitudes alimentaires, en cherchant des aliments complets et en fuyant toute forme de raffinage. Avec un nouveau régime, une nouvelle philosophie de vie se met en place et peut aider à venir à bout d'addictions telles que tabac et alcool.

- La prise de compléments alimentaires, de *Fleurs de Bach,* ou autres, pourra aider à faire face au stress, aux changements d'humeur ou à l'insomnie, le temps du sevrage.

- Le fait de marcher et de s'aérer peut également aider, ainsi que toutes formes d'exercices physiques.

- Pour les dépendances plus lourdes, notamment avec des drogues dures, une aide psychologique pourrait être mise en place ainsi qu'une prise en charge médicale pour le sevrage.

Et bien évidemment, la conscience de ce que l'on fait et où l'on veut aller, alliée à la volonté d'y arriver, contribuera à nous débarrasser de nos addictions.

Cependant, il s'agit encore une fois de faire la distinction entre un petit plaisir occasionnel (un petit café ou un petit carré de chocolat) et un besoin irrépressible de se faire du bien. Besoin que l'on ne sait pas ou que l'on ne sait plus contrôler.

## La sacralité du repas

Il est tout aussi important de préparer l'environnement de la prise des repas et la manière de manger que de choisir de bons aliments.

En effet, prendre ses repas dans un environnement convivial, permet de manger sereinement et d'assimiler correctement les nutriments indispensables au bon fonctionnement de notre organisme. La digestion joue alors un rôle primordial au bien-être des corps.

## Digestion et bien-être

La digestion est l'ensemble des processus mécaniques et biochimiques assurant la transformation et l'absorption des aliments. C'est une usine biochimique du tube digestif.

Une digestion moyenne dure approximativement quelques secondes dans la bouche, deux à six heures dans l'estomac, une à deux heures dans le duodénum et le grêle, et un certain temps dans le côlon...

Le transit intestinal moyen de l'Occidental est aujourd'hui de trois jours pour 250 à 300 grammes de selles. L'idéal que nous définissons pour le transit moyen devrait être, dans les meilleures conditions nutritionnelles psychologiques et écologiques, compris entre 16 et 24 heures au maximum. Ceci sans diarrhée ni retard d'un repas sur l'autre.

Quant aux deux à six heures dans l'estomac, elles dépendent essentiellement du repas bien entendu : à repas complexe (nombreux types d'aliments associés), digestion longue et épuisante. De même, une prise d'aliments sucrés ralentit la digestion en cours. Gare aux grignotages. Une boisson ou un fruit à distance des repas est bien préférable !

Une mauvaise digestion entraîne : pesanteur, ballonnement épigastrique, sensations de brûlure, spasmes gastriques et intestinaux, somnolence, maux de tête, fatigue, etc. A la longue une mauvaise santé et un mental préoccupé s'installent.

Les facteurs qui suivent peuvent entraver gravement et quotidiennement la digestion :

- Insuffisance de temps, de disponibilité, de bien-être à table.
- Perturbations par l'environnement : télévision systématique, chahuts, disputes, bruit, soucis...
- Position debout, en marchant, mal assis...
- Mauvaise mastication.
- Boire en mangeant dilue les enzymes digestives et ralentit la digestion. C'est encore pire lors-que la boisson est très froide.
- Fausse faim, routine de l'horaire sans réel appétit ou horaires irréguliers.
- Inappétence de l'aliment lui-même : peu frais, peu coloré, peu sapide...

- Associations alimentaires incorrectes : les fruits crus pris au dessert inhibent radicalement la digestion stomacale et assurent nombre de fermento-putrescences entériques ; les desserts en fin de repas perturbent la digestion et transforment le sucre en alcool, entrainant de possibles problèmes hépatiques.

- Nombreuses variétés d'aliments au même repas.

- Excès alimentaires et leurs cortèges de fermento-putrescences digestives, d'épuisement glandulaire et nerveux, de ptoses (descentes) d'estomac, de côlon... épuisement métabolique global, etc.

- Ou bien, insuffisances alimentaires entraînant des carences métaboliques graves...

- Consommation régulière d'inhibiteurs digestifs classiques : alcool, tabac, café au lait, excès de liquides à table, de sirops, limonades, charcuteries, sauces, gibiers qui assurent une perturbation de la flore intestinale chronique ou des réactions immuno-dépressives ou parasitologiques.

**Voici 9 conseils pour favoriser la digestion :**

1. *Buvez de l'eau tempérée*, tiède. En effet, la digestion cherche une certaine température. Ce qui est froid et gras épuise l'énergie digestive et pour rééquilibrer cela, le foie cherche l'énergie ailleurs. D'où, coup de pompe, fatigue et mauvaise digestion.

   Idéalement, les liquides devraient être consommés 20 minutes et plus avant les repas. Bien évidemment, une petite quantité d'eau tiède est acceptable pendant le repas.

2. La *régularité des horaires* de repas donne, entre autres, un rythme à l'organisme pour éviter qu'il ne s'affaiblisse.

3. Cependant, il peut être utile de *fractionner ses repas*, si cela peut contribuer à une meilleure digestion et si seulement, cela favorise un mieux-être et que les prises sont modérées.

4. Privilégiez la qualité et la saveur des aliments à la quantité.

5. Au-delà des apports de fibres dures ou douces, une alimentation régulièrement riche en céréales complètes (riz mi-complet, sarrasin, orge, millet, blé...), en fruits cuits, crus, ou trempés et en légumes crus et cuits, suffit largement à régler les intestins les plus paresseux.

6. Veillez à la *température des aliments*. Tout comme les liquides, la nourriture ne devrait jamais être trop chaude ni trop froide. La chaleur excessive crée de l'acidité et affaiblit l'estomac tandis que le froid le paralyse.

7. Apprenez également à *cuisiner sans détruire la vie*. En d'autres termes, pas de cuisson exagérée. Cuire modérément les aliments à des températures basses pour ne pas détruire les enzymes digestives et pour conserver les vitamines présentes.

8. Veillez à bien mastiquer.

9. Se relaxer après le repas aide à bien digérer.

## Mastication et lenteur

La mastication est d'une importance capitale. Les conséquences positives ou négatives sont une réalité retentissant sur tout le transit intestinal et le psychisme.

Avaler de trop gros morceaux avant qu'ils n'aient été correctement broyés et mélangés à la salive, oblige le tube digestif à sécréter des quantités plus importantes d'enzymes digestives puissantes. Cela peut provoquer un excès de gaz, des ballonnements et autres désagréments, et avec le temps nuire, plus ou moins gravement à l'estomac.

Plus nous mastiquons les aliments, plus nous commençons le travail digestif, et plus nous réduisons celui de notre estomac.

Par ailleurs, outre cet aspect purement technique, prendre le temps de manger et de mastiquer permet de faire une pause dans son quotidien, d'éviter le piège de la civilisation actuelle qui est de tout faire au pas de course, et de la sorte, éviter le stress et l'intoxication des véhicules.

Il suffit simplement de manger plus lentement, de faire attention à ce que l'on porte à sa bouche et d'apprécier les aliments (et non les engloutir). Cela peut être un exercice de *pleine conscience* pour être dans le moment présent, plutôt que de penser à ce que nous allons faire ensuite.

## Convivialité et art de bien se nourrir

Même lorsque l'alimentation est adéquate, des déchets peuvent s'accumuler dans le corps. Cela se produit chaque fois qu'il y a soucis, peurs, anxiété, stress, émotions fortes, fatigue, etc. Ces émotions perturbent l'ensemble des transformations biochimiques. La digestion s'effectue alors difficilement et les aliments, au lieu d'être bénéfiques, donnent naissance à une multitude de déchets : les toxines.

Regarder la télévision, ou lire en mangeant, de même que les conversations tendues sont des activités qui rendent également la nourriture difficile à digérer.

Pour pallier tout cela, prenons le temps de préparer les repas, de choisir des produits de qualités, aux couleurs et aux goûts attrayants, de trouver de nouvelles idées pour varier les aliments...

Préparer et réfléchir au repas permet de remplir d'amour ce moment sacré par des gestes choisis et non interprétés à la va-vite et machinalement. Cela relaxe, est bon pour le moral, et permet la construction d'énergies positives qui se propageront autour de la table au moment du partage, mais également si l'on mange seul.

A l'inverse, les fast-foods ou les restaurants ne véhiculent pas *forcément* les énergies d'harmonie recherchées et bien souvent nous sommes les témoins, malgré nous, des tensions alentours ou du stress du personnel...

Toutefois, aller au restaurant pour se faire plaisir peut également être un acte *sacré*, si l'on prend soin d'être présent dans la manière de se comporter, de s'alimenter et de mastiquer. Notre seule joie favorisera déjà la bonne digestion et l'assimilation des nutriments.

L'idéal, en toute circonstance, est de manger dans le silence et l'harmonie, en mastiquant bien et en étant dans l'instant présent. C'est aussi, se rendre compte que chaque aliment porté à sa bouche contribue au bien-être général de nos corps en reflétant la vie. D'où l'utilité de choisir des aliments frais, colorés et savoureux.

Cette manière de créer les repas, notre attitude à table, la lumière et l'amour que nous diffuserons, véhiculera un modèle de santé et d'harmonie. Une manière de Servir ?...

## Art de la table vivifiant, conseils

Nous terminons ce chapitre sur l'alimentation par un petit mémo récapitulatif, sous forme de 21 conseils. Bien évidemment, ce ne sont que des suggestions non exhaustives et chacun y trouvera matière à méditer :

1. Buvez beaucoup en dehors des repas.

2. Compensez les carences éventuelles en minéraux et en vitamines, par des compléments alimentaires. *(Consulter un spécialiste en cas de grossesse, d'allaitement et de pathologies particulières.)*

3. Veillez à une bonne élimination.

4. Prenez vos repas à des heures régulières et/ou fractionnez vos repas.

5. Prenez vos repas dans un environnement convivial.

6. Les quantités idéales sont à l'image de ce vieil adage : « le matin mange comme un roi, le midi comme un prince et le soir comme un pauvre ! »

7. Prenez le temps de manger, de mastiquer et d'apprécier les aliments.

8. Prenez le temps, autant que possible, de préparer vos repas à partir d'ingrédients frais plutôt que des préparations toutes prêtes et pré-cuisinées.

9. Supprimez les repas trop gras et trop riches : fritures, sauces grasses et pâtisseries.

10. Privilégiez les viandes blanches (poulet, dinde) aux viandes rouges, et préférez-les bio.

11. Evitez les produits fumés, cuits au barbecue ou caramélisés.

12. Veillez à la température des aliments.

13. Utilisez des huiles de première pression à froid, non cuites.

14. Consommer les légumes crus avant les légumes cuits.

15. Consommez les fruits en dehors des repas.

16. Variez les aliments d'un repas à l'autre pour avoir l'éventail le plus grand possible et éviter ainsi toute carence.

17. Consommez le sel avec modération.

18. Fuyez les sucreries industrielles. Préférez les pâtisseries « fait-maison », avec des produits de qualité et du sucre complet. Et évitez les desserts sucrés en fin de repas.

19. Evitez ou supprimez les « poisons » : caféine, cola, alcool et médicaments (hors prescriptions médicales importantes).

20. Fuyez le grignotage.

21. Relaxez-vous après le repas.

En toute chose, la juste mesure et la conscience éveillée dans l'instant présent et dans ses actes, est ce dont il faut se souvenir.

« Le renoncement aux excès terrestres devrait s'accomplir en esprit, dans sa propre conscience. La personne qui jeûne tout en pensant avec envie à la nourriture est pire que celle qui mange de la viande à chaque repas. Il faut toujours bien se rappeler qu'un esprit préparé renonce facilement à tous les excès. Il n'y pense même pas, et chaque chose vient naturellement. Ainsi donc, le principal accomplissement se situe dans une purification, un élargissement de la conscience, tout le reste étant secondaire. »

*(ROERICH, Lettres d'Elena Roerich, Volume 1)*

## 2.2 Les facteurs naturels de santé

Nous connaissons tous les bienfaits sur notre corps physique de l'alimentation, de l'eau, de l'hygiène, de l'activité physique, de l'oxygène, du soleil, du sommeil, etc. Beaucoup d'informations ont déjà été fournies sur ce sujet. Mais un petit rappel aide parfois à réellement prendre conscience de la nécessité d'allier santé physique et spiritualité.

### L'eau

Après l'oxygène, l'eau est l'élément le plus important pour la vie. S'il est possible de vivre un certain temps sans manger, il n'est pas possible de vivre sans boire de l'eau.

L'eau est un liquide incolore, indolore et sans saveur entrant dans la composition de la majorité des organismes vivants et permettant d'assurer nombre de fonctions absolument vitales.

Elle permet ainsi :

- De maintenir le volume du sang et de la lymphe
- De maintenir la température du corps
- Les réactions chimiques dans les cellules
- De fournir la salive qui permettra d'avaler les aliments
- D'assurer l'hydratation de la peau
- D'assurer l'absorption et le transport des nutriments ingérés
- D'éliminer les déchets de la digestion et des divers processus métaboliques, etc.

Le corps humain est constitué en moyenne de 60 à 70 % d'eau et il perd en moyenne 2,5 litres d'eau par jour, principalement par les urines. Ces pertes sont régulées par les reins (sous l'effet de l'hormone antidiurétique), le tube digestif, les poumons (respiration) et la peau (transpiration).

Si nous voulons que l'organisme fonctionne harmonieusement, il faut lui restituer ses pertes en eau. Elles doivent être compensées par un apport correspondant :

- En eau de boisson

- En eau contenue dans les aliments

- En eau métabolique, provenant de la combustion des nutriments (lequel métabolisme de l'eau est régulé par l'organisme)

■ **En sachant que notre alimentation moyenne apporte environ un litre d'eau, le complément par l'eau et autres boissons doit être à peu près d'un litre et demi (sauf problèmes rénaux particuliers).**

De la qualité de l'eau va dépendre notre santé. Notre organisme est en telle sympathie avec l'élément « eau », qu'il en adopte rapidement les coordonnées biologiques : son pH par exemple (acidité ou alcalinité), son Rh2 (oxydo-réduction), ou sa résistivité (Rô). Meilleures sont les coordonnées de ces paramètres, meilleure sera la santé.

L'eau consommée doit être pure, c'est-à-dire, vierge de toute pollution bactérienne ou chimique. Elle doit également être peu minéralisée car les minéraux contenus dans l'eau (robinet ou bouteille) sont peu assimilables et engorgent les organes filtres (reins). Par ailleurs, pour que les urines entraînent efficacement les déchets et toxines vers l'extérieur, il faut que la concentration de l'eau de boisson en divers éléments soit inférieure à celle du milieu biologique.

Même si notre époque moderne nous offre la possibilité de trouver différentes « eaux », toutes ne sont pas égales ni même forcément potables :

- L'eau du robinet est en principe vierge de toute pollution bactérienne, mais ceci dépend de la région d'habitation et de la saison. Elle est souvent très calcaire, peut contenir du chlore et des résidus provenant de l'agriculture (nitrates, pesticides...). Bien évidemment, boire l'eau du robinet est moins cher et beaucoup plus écologique, mais pas toujours conseillé. Le mieux est de se renseigner auprès de sa commune sur la qualité de l'eau et ce qu'elle contient, comme on se renseigne sur les étiquettes des aliments que l'on consomme afin de connaître la liste des ingrédients et des différents ajouts.

- Les eaux minérales ou de source sont très inégales. Il ne faut pas forcément se fier à leurs qualités médicinales. En effet, à la source, les minéraux sont présents sous forme ionisée et sont assimilables par l'organisme, donc actifs. En bouteille, les minéraux précipitent et ne sont assimilables que pour une faible part.

Nous conseillons les eaux les moins minéralisées. Pensons à regarder sur l'étiquette le taux de minéralisation totale.

En complément de l'eau pure, nous pouvons également profiter des bienfaits d'autres boissons, comme les jus de fruits et légumes frais ainsi que les infusions.

L'eau utilisée pour l'infusion doit répondre aux critères ci-dessus. Comme toujours, les plantes doivent être de qualité, fraîches ou conservées depuis un an maximum. Pensez à sucrer modérément. Si nécessaire, utilisez du miel, du sucre de canne complet ou du fructose.

## Le soleil

Qui n'a jamais dit à un proche qu'il avait mauvaise mine parce qu'il était pâle ? Cette notion de « mauvaise mine » sous-entend un visage sans couleur, une énergie faible, une santé en déclin...

Au sortir d'une maladie par exemple, nous avons besoin de reprendre des forces, mais également du soleil pour retrouver de l'énergie, de belles couleurs et un bon moral. Notre corps synthétise la vitamine D lorsqu'il est exposé au soleil, lorsque la peau est touchée par les rayons du soleil. Cette fameuse vitamine D, indispensable à l'organisme, fixe le calcium, renforce l'immunité, évite les risques de fractures et de nombreuses pathologies, permet d'éviter la fatigue chronique et les risques de dépression, et fait rayonner l'individu de santé parce qu'il a du « soleil dans la tête et dans le cœur » !

Seulement, de nos jours, nous vivons de plus en plus dans des lieux clos. Nous passons d'un bâtiment à un autre, et comme nous sommes souvent pressés, nous ne prenons même plus le temps d'apprécier les rayons de soleil sur notre peau avant de nous engouffrer de nouveau entre quatre murs. Heureusement que nous arrivons à profiter de quelques sorties dominicales... lorsque le soleil est présent... Hélas, ce n'est pas forcément le cas si l'on tient compte des saisons et de la région d'habitation.

Les carences en vitamine D se font alors sentir, et avec elles, une myriade de désagréments plus ou moins importants sur les corps physique, émotionnel et mental.

Trop souvent mis en cause à cause du cancer de la peau, le soleil a pourtant des effets vitaux sur notre santé, y compris mentale. Bien évidemment, il ne s'agit pas de rester au soleil jusqu'à devenir cramoisi, car une fois encore, l'excès peut être réellement dangereux ! L'exposition doit être modérée, progressive et aux heures les moins chaudes... Quinze à trente minutes par jour de soleil suffisent à emmagasiner suffisamment de vitamine D pour être en pleine forme.

A défaut de la lumière du soleil, la luminothérapie peut être une alternative intéressante pour éviter toute carence en vitamine D et éviter la dépression. Et sinon, il reste aussi les compléments alimentaires en vitamine D.

Toutefois, le véritable soleil reste l'allié indispensable à l'organisme. Aussi, dès que l'occasion se présente, sortons prendre le soleil et profitons-en pour respirer amplement !

## L'oxygène et la respiration

La respiration, ou ventilation pulmonaire, est le renouvellement de l'air contenu dans les poumons par l'action des muscles respiratoires. Elle comprend deux temps : l'entrée de l'air pur dans les poumons lors de l'inspiration et la sortie de l'air vicié lors de l'expiration. En moyenne, un être humain effectue 23 000 cycles respiratoires par jour.

Le cœur étant un muscle, il faut absolument le solliciter pour qu'il continue à battre normalement.

Imaginons que nous ayons une jambe immobilisée dans un plâtre et que nous ne devions pas nous appuyer dessus pendant deux mois. Lorsque le plâtre est enlevé et que nous posons la jambe à terre, elle est amaigrie car les muscles n'ont plus fonctionné et ont fondu, et nous n'arrivons plus à nous tenir debout. Il nous faut du temps pour récupérer une marche normale et pour que les muscles se renforcent. Il faut réapprendre à marcher en faisant un pas après l'autre par un effort voulu. Sans quoi, nous ne pourrons plus marcher normalement.

Pour le cœur, le procédé est le même. Sauf que... si nous ne respirons plus, nous mourons. Et si nous nous contentons de respirer comme un automate, en laissant les poumons faire leur travail, mais sans les solliciter de manière volontaire et soutenue, nous nous affaiblissons et les maladies physiques, émotionnelles et mentales s'installent au fil du temps. C'est le danger de la sédentarité.

Si la respiration se fait automatiquement, doucement, tranquillement, sans effort et que la sédentarité s'installe, le renouvellement d'oxygène qui fait vivre les cellules ne se fait pas régulièrement et les cellules finissent par s'épuiser, par s'encrasser... la santé se détériore.

Sous-oxygéné, le sédentaire est « en survie respiratoire », il a un souffle court, limité, saccadé, haut placé dans la poitrine. Son diaphragme, qui est le muscle respiratoire par excellence, n'est pratiquement jamais mobilisé complètement. Pour continuer avec ce tableau peu reluisant, le plexus solaire, qui est la grande centrale nerveuse et émotionnelle, devient sensible à tous les stress bien avant que la conscience ne s'en empare, et il demeure noué, tendu, spasmé.

Le fait que respirer soit indispensable à l'organisme s'explique grossièrement de la manière suivante : grâce à notre appareil respiratoire, nous faisons entrer en nous l'oxygène indispensable au métabolisme de l'organisme. L'oxygène, véhiculé grâce à l'hémoglobine des globules rouges en direction des cellules, est transporté des poumons vers les organes (cœur, cerveau, muscles...). Les substances nutritives s'associent à l'oxygène dans les cellules et l'énergie se développe progressivement en provoquant, par le biais de mécanismes biochimiques, le bon fonctionnement des cellules et donc des organes.

L'activité physique contribue de ce fait à maintenir l'organisme en bonne santé : elle réduit considérablement les troubles cardio-vasculaires, agit sur l'hypertension artérielle, l'hypercholestérolémie, l'obésité, la dépression...

La respiration laisse aussi des déchets, à savoir plusieurs substances nuisibles pour l'organisme comme le gaz carbonique, par exemple. Ainsi, par l'accélération des échanges cellulaires et de la circulation sanguine, les déchets incrustés dans les profondeurs des cellules sont éliminés, entre autres, par ventilation pulmonaire.

Et c'est là que l'exercice physique entre en jeu ! Car plus il y a d'échanges, plus la respiration est sollicitée et tonique, plus l'apport d'oxygène augmente, plus les poumons s'ouvrent et plus le dioxyde de carbone et les toxines sont expulsés de l'organisme pour ne garder que l'oxygène indispensable à son métabolisme. D'une façon plus générale, tous les organes sont stimulés et les déchets sont évacués de différentes manières : air rejeté, transpiration, urines, expectorations... en somme, l'organisme se nettoie tout seul.

Lorsque l'oxygénation se fait correctement, les bienfaits suivants se font sentir : meilleure régulation nerveuse, meilleur contrôle émotionnel, meilleur sommeil, meilleure digestion, meilleur transit intestinal, meilleur tonus... et au final, meilleure santé !

Pour nous activer physiquement, nous pouvons également modifier certaines habitudes de la vie quotidienne, faire fonctionner amplement notre cage thoracique et actionner tous nos muscles par les activités suivantes :

- Monter les étages à pied au lieu de prendre l'ascenseur.

- Faire les courses à pied et à proximité de chez nous et porter les sacs de commissions au lieu de les poser dans un caddie, puis dans la voiture.

- Prendre plaisir à faire le ménage et en profiter pour faire attention à notre respiration...

Enfin, l'exercice suivant pratiqué consciemment, six fois par jour, peut également faire partie de l'hygiène quotidienne :

Avant et après les trois repas, prendre six grandes respirations lentes, profondes, mobilisant l'abdomen, les reins, les flancs, les côtes et le sternum. Tout simplement.

A une pratique du souffle juste s'associe bien vite une pensée plus sereine, plus claire, mais aussi des affects plus paisibles, purifiés des passions négatives et enfin, un comportement et une volonté plus harmonieux et plus créatifs.

## L'activité physique

De nos jours, notre mode de vie est devenu trop sédentaire. Or, l'activité physique est absolument in-dispensable, car elle permet :

* de brûler les excédents de suralimentation (et donc de maintenir un « poids santé »),

* d'activer les fonctions organiques,

* de favoriser d'abondantes éliminations de toxines,

* de réduire la sensation de fatigue et d'augmenter le niveau d'énergie,

* de diminuer des risques de maladies,

* de solliciter le squelette et de développer la musculature,

* d'affiner la silhouette,

* d'améliorer la circulation du sang,

* de se défouler,

* de partager des moments conviviaux avec les autres,

* de relativiser les soucis et diminuer le facteur stress,

* d'éviter la dépression,

* de prendre du temps pour soi,

* de favoriser le sommeil...

Il suffit de trois fois vingt minutes par semaine pour éviter la sédentarité, la sous-oxygénation et ses multiples problèmes... Trois fois vingt minutes, pour apprécier des résultats immédiatement visibles sur la silhouette, la santé en général, les performances intellectuelles et l'humeur... quel que soit l'âge.

L'activité physique, quelle qu'elle soit (marche, natation, footing, vélo, aviron, ski de fond...), permet en effet d'accélérer le rythme du cœur et de la respiration, et d'augmenter la consommation d'air, en sollicitant déjà pendant ces quelques vingt minutes, les muscles les plus importants de toutes les parties du corps, dans un effort continu et rythmé.

Au cours de l'activité, il est important d'insister tout particulièrement sur la respiration. C'est ce qui va aider à l'ouverture des poumons et à l'expulsion des déchets, et ainsi favoriser l'élimination pulmonaire des acides volatils et, de façon plus générale, stimuler tous les organes.

Bien évidemment, il ne s'agit pas de faire du sport en excès, car cela provoquerait une action acidifiante (production d'acide lactique). La juste mesure étant toujours de mise !

## L'hygiène

L'hygiène est un ensemble de mesures destinées à prévenir les infections et l'apparition de maladies infectieuses, notamment en limitant les contaminations inter-individus. Ceci est une absolue nécessité pour maintenir le corps physique en excellente santé et veiller à ce qu'il le reste pour pouvoir continuer à *Servir* au mieux de ses capacités.

Cependant, outre l'hygiène corporelle en elle-même, l'hygiène environnementale est toute aussi importante. Une maison remplie de poussière, non aérée et avec des fleurs fanées ne peut apporter de bien-être dans le foyer ni une bonne santé en général à cause des émanations négatives qui s'en dégagent !

Voici un petit rappel de gestes hygiéniques indispensables à une bonne santé :

1. Se laver les mains et les sécher : une main humide transporterait 100 fois plus de microbes qu'une main sèche.

2. Se laver le visage, les oreilles, le nez, les ongles... et se brosser les dents.

3. Prendre une douche tous les jours.

4. Veiller à bien éliminer. L'habitude d'évacuer les intestins chaque jour à une heure régulière empêchera la constipation chez quasiment toutes les personnes en bonne santé. En effet,

l'insuffisance d'élimination favorise l'accumulation de produits acides, donc la constipation, donc diverses pathologies.

5. Veiller à l'aération naturelle de la chambre (fenêtre plus ou moins ouverte).

6. Assurer un air humidifié dans la maison (hygrométrie entre 65% et 75%),

7. Veiller à la propreté de la maison.

## 2.3  Le sommeil

L'épuration du corps physique passe également par le sommeil.

Ce paragraphe est un rappel synthétique de la nécessité d'avoir un sommeil suffisant et de qualité.

### Le sommeil et la régénération physique

« Le sommeil s'oppose à l'éveil. Il fait intervenir différents mécanismes cérébraux qui régulent le rythme jour/nuit, la durée quotidienne de sommeil et sa qualité. Il existe plusieurs stades qui se caractérisent chacun par un niveau d'activité cérébrale et musculaire. »

*(INSERM)*

Le sommeil est une nécessité vitale pour l'être humain : c'est une phase essentielle de réparation au cours de laquelle toutes les fonctions vitales de notre organisme se régénèrent, permettant de retrouver équilibre et santé. Durant cette phase de récupération et de réparation, le cœur et la respiration ralentissent, les muscles se relâchent, la température corporelle baisse...

Durant le sommeil, notre organisme va fixer les minéraux, élaborer une hormone destinée à stimuler le processus de remplacement de nos cellules usées par des cellules neuves.

Durant cette phase, d'autres hormones apparaîtront afin d'augmenter notre résistance à la fatigue et de réguler nos ressources énergétiques... La mémoire et la concentration dépendent aussi d'un sommeil réparateur.

Rappelons également que la croissance des enfants se fait durant le sommeil puisque cette phase favorise la sécrétion de l'hormone de croissance qui participe au processus d'autoréparation cellulaire des os, muscles et tissus.

### La durée et la qualité du sommeil

Nous passons un tiers de notre vie à dormir, soit 25 ans en moyenne !

La durée de sommeil et l'horloge biologique évoluent au cours de la vie : un nouveau-né dort 18 heures, un enfant de 10 ans dort environ 10 heures et un adulte environ 7h30.

Même si la durée efficace du sommeil est relative puisqu'elle dépend de chacun, elle doit se retrouver entre 7 et 8 heures pour un adulte.

La durée moyenne du sommeil en France en 2012 était de 7h15 en semaine et de 8h11 en week-end, soit en réduction d'une heure et demie depuis un siècle, depuis l'invention de l'électricité. En effet, avec la lumière artificielle, nous n'avons plus eu besoin de nous caler sur la venue de la nuit noire pour cesser toute activité et dormir. Cela a engendré la veille devant la télévision ou tout simplement une lecture plus tardive, réduisant ainsi notre durée du sommeil.

Par ailleurs, si certains facteurs génétiques peuvent expliquer des besoins plus ou moins importants de sommeil, des facteurs psychiques et environnementaux peuvent quant à eux expliquer une qualité médiocre de sommeil : dépression, douleurs physiques, horaires de travail en décalé, nuisances sonores… et par effet d'enchaînement, l'équilibre général et environnemental de la personne se détériore.

## Les rythmes du sommeil

On dénombre en général 3 à 5 cycles de sommeil en une nuit, d'environ 90 minutes chacun, et se décomposant en 4 phases distinctes. Certaines sont caractérisées par des ondes lentes du cerveau (mesurées par électro-encéphalogramme), et d'autres par des ondes plus rapides avec des rêves :

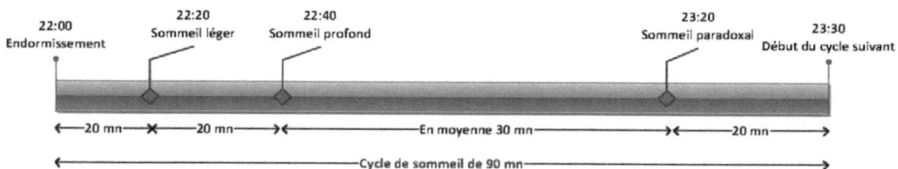

Figure 11 : Les cycles du sommeil

1. **Endormissement.** Le premier stade du sommeil est la somnolence et l'assoupissement. C'est un stade d'endormissement, transition entre l'éveil et le sommeil, souvent précédé de bâillements. La vigilance, le tonus musculaire et la fréquence cardiaque décroissent. Elle dure moins de 20 minutes. Au-delà, il y a insomnie.

2. **Sommeil léger.** Le second stade dure environ 20 minutes. Ce sommeil léger est souvent considéré comme un état d'éveil, car le dormeur n'a pas l'impression de dormir.

3. **Sommeil profond.** Il se répartit en deux phases. Les signes vitaux se ralentissent tout en devenant réguliers. Au premier stade persiste une très discrète activité musculaire et les mouvements oculaires ont quasiment disparu. Au second stade peuvent parfois se produire les terreurs nocturnes

ou le somnambulisme. Il dure en moyenne 1h40 au cours d'une nuit standard, et a tendance à se réduire avec l'âge. C'est la phase la plus importante.

4. **Sommeil paradoxal.** Ici, l'activité électrique cérébrale et les mouvements oculaires sont très importants. L'activité est proche de l'état d'éveil. La respiration est irrégulière, le cœur accélère et ralentit. Cette phase se répète régulièrement au cours d'une nuit (environ toutes les 90 minutes. C'est une période propice aux rêves.

Le problème, lorsque l'on ne respecte plus son rythme biologique à cause d'une profession qui ne le permet pas, par exemple, ou de tout autre inconvénient, c'est que l'individu perd ses repères d'origine et que l'organisme se dérègle au fil du temps, s'affaiblit et ouvre grand les portes aux maladies.

## Quelques conseils pour bien dormir

« Il est mauvais de s'endormir submergé par des désirs terrestres, sans jamais penser au Monde Supérieur. Car, au lieu d'être plongé dans le travail lumineux et la connaissance, on erre dans les strates sombres où l'on imagine bien les épuisantes rencontres. L'endormissement devrait être une transition consciente dans le Monde Supérieur. »

*(ROERICH, Surterrestre 1)*

Voici 17 petits conseils et rappels pour acquérir ou retrouver une nouvelle qualité de sommeil :

1. Ayez une activité physique régulière le matin ou au début de l'après-midi, mais évitez tout effort physique intense avant de vous coucher.

2. Soyez modéré en ce qui concerne le petit somme d'après déjeuner : dormez quand le besoin s'en fait vraiment ressentir. Effectivement, on a des difficultés d'endormissement le soir après une sieste occasionnelle de l'après-midi.

3. Evitez les excitants à partir de 17 heures : café, thé, vitamine C, coca...

4. Il faut savoir que c'est l'heure du dîner qui conditionne la qualité du sommeil et qui explique la plupart des réveils vers une ou deux heures du matin. Il faut dîner tôt (19h, 19h30) et léger, sans trop de féculents ni trop de graisses pour favoriser un bon sommeil.

5. Evitez les repas trop copieux et difficiles à digérer au souper et encore plus, juste avant d'aller au lit.

6. Evitez la consommation d'alcool après le dîner. Un « petit verre » pour s'endormir dérange plus le sommeil qu'il ne le facilite et peut provoquer un réveil matinal précoce.

7. Evitez toute activité excitante le soir, telles que les jeux vidéo, l'ordinateur, l'exercice physique en soirée, etc.

8. Evitez également de penser à des situations stressantes juste avant de vous endormir.

9. Réservez la chambre au sommeil en excluant de regarder la télévision, de manger ou de travailler dans le lit.

10. La télévision au lit est en effet une fausse amie : elle excite nos rétines et nous endort par un phénomène d'hypnose. Le sommeil est ensuite perturbé par des réveils au cours de la nuit. Mieux vaut visionner un film ou prendre une émission dans une autre pièce.

11. En cas de problème d'endormissement ou de réveils nocturnes, favorisez les activités relaxantes : lecture avec petite lumière tamisée, tisane, relaxation, bain tiède (au moins 2 heures avant le coucher), musique douce, méditation...

12. Aérez également chaque soir la chambre un peu avant le coucher, même s'il fait froid dehors. Un air renouvelé et purifié est la garantie d'une meilleure nuit, et favorise le sommeil.

13. Fermez les volets ou les rideaux pour que la chambre soit plongée dans l'obscurité pendant le sommeil.

14. Dormir dans une pièce trop chaude nuit à la qualité du sommeil. Trouvez une température convenable (environ 19°C) pour la chambre à coucher, et veillez à ce qu'elle reste constante pendant la nuit. Il vaut mieux une bonne couette ou une couverture de plus, qu'une atmosphère dépassant 19°C.

15. Ecoutez vos propres signaux de sommeil : bâillements, lourdeur des paupières, yeux qui piquent... et ne résistez pas à cet appel chronobiologique.

16. Trouvez votre propre rythme de sommeil et respectez-le. Dans un couple notamment, les deux personnes n'ont pas forcément le même rythme, ni besoin de la même durée de sommeil. Respectez votre rythme de sommeil et celui de l'autre.

17. Veillez à vous coucher à des heures régulières pour maintenir ou rééduquer l'organisme aux phases de repos et d'éveil. Se coucher avant minuit offre un sommeil deux fois plus réparateur que les autres.

## Le sommeil et la vie intérieure

Sur le plan physique, l'être humain conçoit le sommeil comme un temps de repos sans "conscience". Un état de "lâcher-prise" dans lequel il se laisse aller, et dont les seuls souvenirs au petit matin, sont des rêves ou de vagues moments de conscience à l'état de semi-somnolence.

Sur le plan intérieur, le sommeil tend à être vécu comme une journée normale, avec une conscience pleinement éveillée.

Nous reprendrons ici un extrait d'Alice Bailey dans l'ouvrage "La Conscience de l'atome", qui explique parfaitement ce fait.

« Un autre développement consistera dans le fait que nous serons capables de fonctionner consciemment sur tous les plans. Nous fonctionnons actuellement sur le plan physique, et rares sont ceux qui peuvent fonctionner d'une façon également consciente sur le plan plus subtil que l'on appelle le plan astral ..., sur lequel un homme est actif en dehors de son corps physique, c'est-à-dire pendant ses heures de sommeil et immédiatement après sa mort. Très rares sont les êtres humains qui peuvent fonctionner sur le plan mental, avec une conscience pleinement éveillée, et encore plus rares ceux qui peuvent le faire sur le plan spirituel. Le but de l'évolution est de nous permettre de fonctionner consciemment, c'est-à-dire avec une continuité parfaite de connaissance, sur les plans physique, émotionnel et mental. Telle est la grande promesse que nous accomplirons un jour. Nous saurons, alors, ce que nous faisons à chaque heure de la journée, et pas seulement, comme à présent, quatorze heures environ sur vingt-quatre. Actuellement, nous ne savons pas où se trouve notre véritable entité pensante pendant nos heures de sommeil. Nous ne connaissons ni ses activités, ni les conditions de ce qui l'entoure, mais un jour viendra où nous utiliserons et emploierons chaque minute de chaque heure de la journée. »

*(BAILEY, La conscience de l'atome )*

# 3. Purification du corps émotionnel

« Le pas suivant consiste en une ferme surveillance et un contrôle du corps émotionnel. Il est bien connu que c'est le véhicule le plus difficile à diriger. Aucune émotion excessive ne lui est permise, quoique de forts courants d'amour pour tout ce qui respire soient admis à le parcourir. Etant la loi du système, l'amour est constructif et stabilisant, il entraîne tout en harmonie avec la loi. Nulle crainte, nul souci ou ennui ne doit troubler le corps émotionnel de celui qui aspire à être le serviteur de tous. Il doit cultiver la sérénité, la stabilité et un sentiment de confiance tranquille dans la loi de Dieu. Une joyeuse assurance caractérise son attitude habituelle. Il ne nourrit ni jalousie, ni sombre dépression, et nulle avidité ou compassion personnelle, mais, se rendant compte que tous les hommes sont frères et que tout existe pour tous, il avance calmement sur sa voie. »

*(BAILEY, Lettres sur la méditation occulte)*

La purification du corps émotionnel est extrêmement importante lorsque l'on mène une vie spirituelle. Plus les émotions sont pures et saines, plus la santé est florissante.

Cela demande une attention de chaque instant afin de contrôler la moindre émotion qui passe. Ceci est loin d'être évident. C'est pourquoi nous vous proposons quelques conseils pour arriver à stabiliser et contrôler votre corps émotionnel. Une petite victoire est l'amorce d'une grande victoire dans la maîtrise des émotions. La persévérance est d'or. Et si parfois nous échouons ou baissons les bras, continuons encore et toujours et par-dessus tout : persistons !

## 3.1 La vigilance émotionnelle

« Cela pourra se faire… « [...] par une surveillance constante de tous les désirs, motifs et souhaits qui traversent journellement l'horizon, par l'accentuation consécutive de tous ceux d'ordre supérieur et par la prohibition des inférieurs. »

*(BAILEY, Lettres sur la méditation occulte)*

### Contrôle des émotions primaires

« [...] Comment accomplir ceci ? [...] Par des périodes journalières déterminées consacrées à calmer le corps émotionnel. Il a été beaucoup insisté, dans la méditation, sur l'apaisement du mental, mais il doit être rappelé que la tranquillisation de la nature émotionnelle est un pas préliminaire vers cet apaisement du mental, l'un succède à l'autre et il est sage de commencer à la base de l'échelle. Chaque aspirant doit découvrir par lui-même le point où il cède le plus facilement aux vibrations violentes telles que la peur, l'inquiétude, les désirs personnels de toutes sortes, amour personnel de quelque chose ou de quelqu'un, découragement, hypersensibilité à l'opinion publique ; il doit alors surmonter cette vibration en lui imposant un rythme nouveau, définitivement éliminateur et constructif. »

*(BAILEY, Lettres sur la méditation occulte)*

Quelles sont les émotions primaires auxquelles nous sommes régulièrement confrontés ?

## Peur

C'est l'émotion la plus pernicieuse, la plus ancienne et la plus difficile à dépasser. Elle entraîne une énergie paralysante qui pénètre dans le corps et touche les organes.

Elle provoque une source de tension extrême avec sécrétion d'hormones (adrénaline) difficile à éliminer et pouvant se transformer en « phobie » qui est une source de peur permanente issue d'une décharge qui n'a pas suivi la tension, et en « crises d'angoisses ».

Une des meilleures façons de la gérer est d'en parler pour extérioriser l'énergie, ou de consulter un thérapeute dans les cas de crises d'angoisse.

## Colère

A l'inverse de la peur, la colère est une énergie qui s'extériorise, partant de l'intérieur (viscères) et allant vers l'extrémité des membres (mouvements des mains et des pieds). Si la décharge n'est pas possible, elle restera dans certains organes, entraînant des maux de ventres ou de reins (« en avoir plein le dos »).

La gestion de la colère passe évidemment par une décharge de l'énergie : pouvoir parler, faire du sport.

## Joie

Emotion éminemment positive, la joie doit pouvoir s'écouler au travers du corps sans entrave. Elle doit pouvoir s'exprimer par des mots, des rires, des pleurs, des cris si nécessaire...

Malheureusement, certaines formes d'éducation empêchent l'expression libre de la joie.

**Tristesse**

Emotion de blocage, la tristesse reste une énergie fermée tant que l'interdit des pleurs ne lui laisse pas la possibilité de se décharger. Notre culture ne nous laisse pas souvent exprimer la tristesse et requiert une gestion mentale. Celle-ci la rend toxique et empêche l'événement qui en est la source de se terminer.

D'une façon générale, notre société nous impose une gestion des émotions contraire aux lois physiologiques.

Nous devons réapprendre à exprimer nos émotions d'une manière plus naturelle afin d'avoir une meilleure gestion de celles-ci, mais également du stress qui peut apparaître.

## Faire siennes les émotions saines

Il y a deux méthodes pour se débarrasser de ses humeurs limitantes : une bonne et une mauvaise, l'une est lente et incertaine, l'autre rapide et sûre.

- La mauvaise solution est de se forcer à *éliminer* et bloquer les émotions négatives au fur et à mesure de leurs apparitions. Dans un premier temps, il peut sembler que ces énergies ne sont plus actives. C'est faux. Ce refoulement va les orienter vers des zones de moins en moins conscientes, où elles joueront quand même leur rôle de manière détournée. Elles vont s'adapter au refoulement comme un enfant s'adapte à l'interdiction en la contournant. Ces énergies se « pervertissent » encore plus, et sont de moins en moins contrôlables.

- **La meilleure solution vise à développer des énergies contraires par des méthodes de *substitution* ou de *libération*.**

La spiritualité se construit à partir du haut, et non par le bas. Ce n'est qu'en remplissant ses poumons d'air pur que l'on peut en expirer l'air vicié.

- Pour se libérer d'une douleur morale, il faut se concentrer sur l'idée du Bonheur, de la Beauté.

- Pour se libérer de la haine, il faut méditer sur l'Amour.

- Pour écarter le Mal, il faut se fixer sur l'idée du Bien (car il est meilleur d'aimer le bien que de haïr le mal !).

Et dans tous les cas, il est important d'essayer de trouver des substituts à toutes les émotions négatives.

# Exercice pour contrôler ses émotions primaires

Avec l'accord de son auteur, nous vous proposons ici un exercice de contrôle des émotions, extrait de l'ouvrage d'Eric MARLIEN, *La Gestion du Stress* (MARLIEN, 2010) :

« Comment se recentrer et se réunifier lorsqu'une émotion vous parasite ou vous submerge ? Le mieux est de procéder comme suit :

1. Reconnaître son émotion et la nommer (« je suis en colère », « j'ai peur »). Il peut s'avérer aussi très profitable de verbaliser ce que l'on ressent à un tiers, même s'il est apparemment la cause de notre trouble. Apparemment, car notre émotion n'appartient qu'à nous-même ; nous devrions toujours nous sentir responsable de ce que l'on éprouve. N'êtes-vous pas libre d'éprouver autre chose ?

2. L'accepter et l'accueillir. C'est-à-dire, ne pas nier notre émotion ni la refouler ni la réprimer et ni la défouler ; simplement l'accueillir. Réfléchissez à la notion d'accueil en général et à ce que représente pour vous un accueil amical ou aimant. Cela vous indiquera comment vous devez accueillir votre émotion, c'est-à-dire vous accueillir vous-même. C'est aussi ne pas se juger ou se condamner : « j'aurais voulu ne pas me mettre en colère », « je suis nul ». Acceptons de n'avoir pas su réagir autrement tout en persévérant dans notre effort pour nous améliorer.

3. Se centrer dans son corps. Ecouter ce qu'il s'y passe, voir comment notre respiration et notre rythme cardiaque réagissent. Percevoir les tensions et oppressions qui se développent dans différentes parties de notre corps.

4. Se faire confiance, se laisser aller sans maîtriser, sans être dans une attitude de « vouloir-vouloir », sans chercher à dominer à tout prix, ce qui généralement produit l'effet inverse. Laisser filer, laisser être.

5. Analyser la nature de la situation, prendre du recul, vérifier si notre appréhension des choses est vraiment fondée, déterminer ce qui nous est possible de faire ou pas, rationnellement.

6. Tout ce qui précède permet, dans les cas pas trop épineux, de nous libérer, de transformer notre état d'être et enfin d'être juste envers soi et envers les autres. Essayez d'en faire l'expérience.

Par exemple, la prochaine fois que vous sentirez la colère monter en vous, récapitulez les étapes comme suit :

1. Avant de laisser exploser votre colère, arrêtez-vous quelques instants pour vous laisser la chance de la vivre différemment. Dites-vous : « Bon, je suis en colère, ce n'est pas la première fois ».

2. Acceptez que vous, en tant qu'être humain, puissiez être l'**objet** de cette colère. Il s'agit de devenir maintenant le **sujet** de cette colère en dirigeant et en transformant ce sentiment à votre convenance.

Ne la refoulez pas, ne faites pas comme si cette colère n'existait pas, ne vous mentez pas à vous-même ni aux autres. Cela vous nuirait d'une façon ou d'une autre (symptômes psychosomatiques, par exemple).

Ne la défoulez pas non plus en vous en prenant à celui que vous jugez responsable de votre état. Vous nuiriez à autrui, mais à vous-même aussi.

Accueillez-vous tel que vous êtes, dans l'instant.

3. Percevez l'augmentation de tension dans vos muscles du dos, du cou ou des mâchoires ; observez les changements dans votre respiration qui devient rapide et superficielle...

4. Ayez confiance en votre capacité à transformer, à évoluer, à être juste...

5. Analysez **ce qui** vous a mis en colère (et non pas **celui qui**...), repassez le film depuis le début, essayez d'évaluer les torts et les raisons de la personne qui est en interaction avec vous, sans jugement. Ou du moins, jugez les actes et les paroles et non pas celui qui les a commis. »

## 3.2 La gestion du stress

Le stress est appelé « maladie du siècle ». Ses conséquences sont considérables, et il est capital de déterminer si nous subissons ses effets, et comment il rejaillit sur notre vie spirituelle. Plus de 450 millions de personnes seraient concernées par le stress dans le monde. C'est pour cette raison qu'il trouve une large part dans ce livre.

### Définition

Le professeur Hans SELYE, le « père » de la notion du stress, médecin canadien, découvrit que : « la réponse physiologique est unique, identique, la même dans tous les cas, qu'il s'agisse de faire face à une maladie ou à un événement. »

La définition du stress proposée par Dominique CHALVIN résume bien cette notion :

■ « Le Stress est une réponse identique et unique de l'organisme à toute demande qui lui est faite (physique, psychologique, émotionnelle). Une grande joie ou un succès produisent les mêmes effets qu'une mauvaise nouvelle ou un échec. »

Quand un individu est soumis à un brusque changement d'environnement qui peut représenter pour lui une menace (qu'elle soit physiologique ou psychologique), il développe une réaction d'alarme, de défense face à cette agression (réelle ou non) que l'on nomme : « réaction de stress ».

En ce sens, le stress est donc un mécanisme d'adaptation, par action-réaction, d'un être vivant à son milieu.

## Facteurs principaux de stress[8]

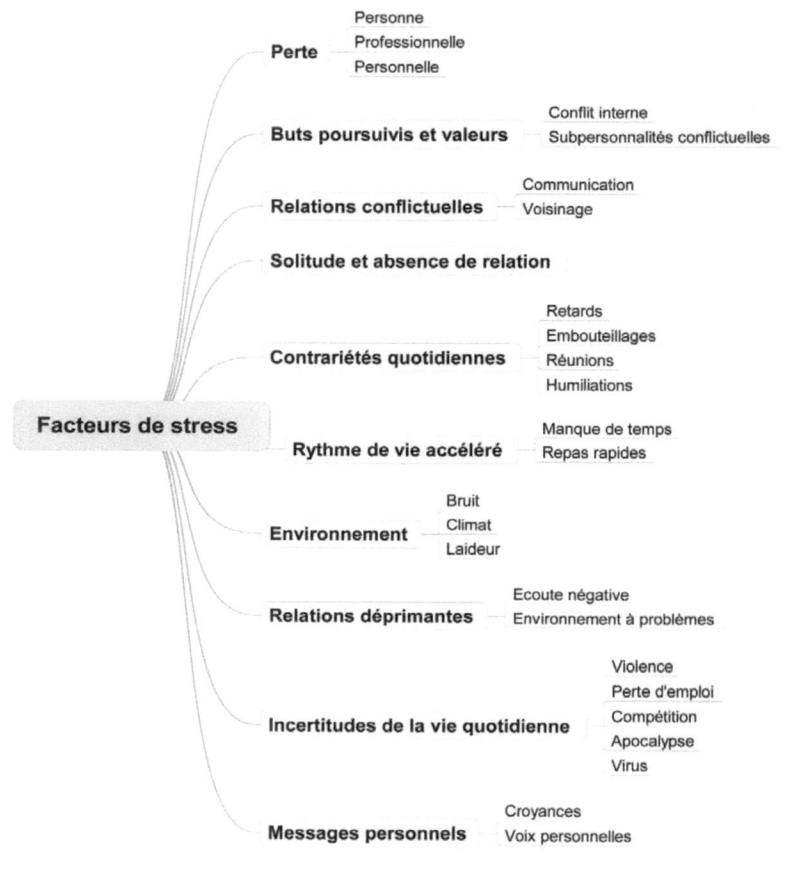

*Figure 12 : Les facteurs de stress*

Cette liste est évidemment non exhaustive.

---

[8] Selon Georges KOHLRIESER et Steve KARPMANN.

Nous pouvons essayer d'analyser notre vie personnelle et noter nos propres sources de stress à partir de ce schéma.

Les troubles pathologiques suivants, entre autres, sont liés à ces facteurs de stress :

- La tension artérielle élevée ou *hypertension* est l'une des conséquences courantes du stress, qui peut, à long terme, devenir néfaste pour le cœur et les reins.

- Les troubles gastro-intestinaux dont l'ulcère duodénal, sont aussi des conséquences pathologiques.

- On constate aussi des troubles respiratoires pouvant être provoqués par le stress, dont l'asthme, lié à des perturbations émotionnelles importantes.

## Niveau optimal de stress

En fait, une personne est dite « stressée », quand la dose de stress accumulée dépasse le « *seuil optimal* » d'adaptation et que son organisme s'épuise. Cela dépend évidemment de son passé, son terrain, son rythme de vie, ses responsabilités, etc.

■ **Le « niveau optimal de stress » est la quantité de stress biologiquement nécessaire à chacun d'entre nous pour fonctionner harmonieusement.**

Ce niveau est variable selon les individus. Il appartient à chacun de le connaître, car nous avons un capital limité à la naissance. Il dépend de la structure de base de chaque individu.

- Quand le niveau de stress est sous le niveau optimal, on assiste à une démobilisation de la vie, une perte de motivation, de l'ennui et de l'apathie.

- Quand le niveau de stress est au-dessus du niveau optimal, la fatigue s'installe, ainsi que le manque de confiance, les colères, les erreurs...

## « Bon » et « mauvais » stress

Il existe deux types principaux de stress :

- Le *bon stress* est en rapport avec tout ce qui fait plaisir : joie, harmonie, réussite...

- Le *mauvais stress* est tout ce qui déplaît, que l'on fait en contradiction avec soi-même : la tristesse, l'échec...

Mais cette division est arbitraire, car elle dépend de la façon dont chacun interprète les événements qui lui arrivent.

Selon Dominique CHALVIN : « Le bon stress est le stress où la réponse d'adaptation demandée est à la hauteur de la demande et où elle est consommée physiquement. »

En fait :

- *Au-dessous du seuil optimal*, l'organisme est sous-stimulé, peu sollicité physiquement, psychologiquement et émotionnellement. Cette situation ne correspond pas au rythme biologique naturel.

- *Au-dessus du seuil optimal*, l'organisme est sur-stimulé, surmené et les différentes adaptations nécessaires demandent une sécrétion anormale d'hormones (adrénaline, cortisol) qui entraîne des effets secondaires indésirables, avec risque de *burnout*.

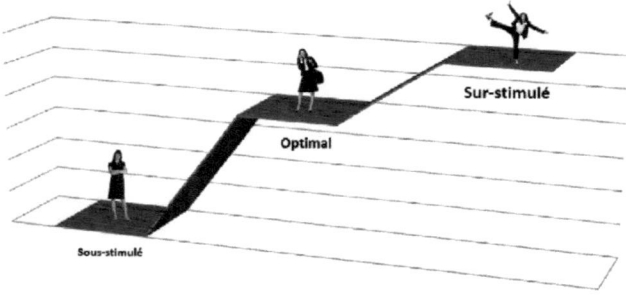

*Figure 13 : Niveau optimal de stress*

## Réguler son stress

■ **La première chose à faire est de localiser quelles sont ses propres sources de stress.**

Les éléments évidents du stress négatif sont faciles à repérer : un licenciement ou un divorce, par exemple. Ils contribuent à des doses massives quantifiées de stress, mais les autres sources, même minimes, tendent à s'ajouter les unes aux autres et sont plus difficiles à repérer.

Il est évident que l'on ne peut pas grand-chose sur les éléments qui ne dépendent pas de nous. Par contre, une grande partie du stress est « endogène », généré par notre comportement, nos émotions, nos peurs, nos réactions…

Etre « proactif[9] », c'est apprendre à gérer notre propre vie, à contrôler ce qui est sous notre responsabilité, dans notre sphère d'influence personnelle. Cela concerne notre manière de gérer nos émotions, notre corps, nos objectifs, nos pensées…

## Exercice de relaxation

La relaxation régulière est aussi une des méthodes particulièrement efficaces de réduction du stress.

Avec l'accord de son auteur, nous vous proposons ci-dessous un exercice de relaxation, extrait de l'ouvrage d'Eric MARLIEN, *La Gestion du Stress* (MARLIEN, 2010) :

« Dans ses grands principes, cet exercice est très utilisé dans différentes méthodes de relaxation. La façon dont nous allons vous l'enseigner, outre une profonde relaxation physique, renforce la concentration du mental. Un mental calme, clair, est un mental concentré, focalisé et dirigé dans la direction que le sujet lui donne. Finalement, un mental concentré est aussi un mental relaxé. C'est un des exercices les plus importants parmi ceux qui vous sont proposés ici, à pratiquer quotidiennement ou au moins 3 fois par semaine, aussi longtemps que vous le souhaiterez.

Cet exercice se fait en position allongée sur le dos, confortable, du moins dans un premier temps. Par la suite, vous pourrez le pratiquer en position assise et, si nécessaire, plus rapidement. Pour commencer, une quinzaine de minutes constitue une bonne durée moyenne.

Principe

Concentrez votre attention dans votre pied droit. Cette concentration peut se faire de différentes manières, qui dépendent de votre modalité sensorielle favorite. Vous pouvez soit ressentir votre pied, soit vous « voir » dedans, soit une combinaison des deux. L'essentiel est de focaliser son attention dans cette partie du corps. Si cela vous semble difficile, contentez-vous d'imaginer que vous sentez ou que vous voyez, le résultat sera strictement le même.

Le principe est de remonter votre attention progressivement tout au long de votre membre inférieur, jusqu'à sa jonction avec le bassin en procédant comme suit :

- Détendre complètement la partie sur laquelle vous êtes concentré puis remonter dans la zone sus-jacente en laissant la partie sous-jacente complètement inerte, sans activité. Vous pouvez aussi

---

[9] Nous étudierons cette notion dans le chapitre sur la *Purification du corps mental.*

vous représenter cela en imaginant que la partie sous-jacente « s'éteint », devient sombre, tandis que l'activité ou la tension est figurée comme lumière.

- Remonter d'un cran en ramenant la lumière de la partie sous-jacente dans la partie sus-jacente que vous laissez se détendre totalement, avant qu'elle ne s'éteigne à son tour et que vous remontiez dans la partie située juste au-dessus. Et ainsi de suite jusqu'au bassin. Vous « éteignez » progressivement tout votre membre inférieur, ramenant la lumière (ou l'activité) vers le bassin.

### Etapes de l'exercice

1. *Détente de tout le membre inférieur droit* : pied, cheville, jambe et mollet, genou, cuisse et hanche.

2. Détente de tout le membre inférieur gauche. Idem.

3. *Détente de tout le membre supérieur droit.* Procédez de la même manière : doigts, main, poignet, avant-bras, coude, bras, épaule.

4. Détente de tout le membre supérieur gauche. Idem.

5. *Détente du tronc.* Partez du bassin, de votre « fondement », et remontez progressivement : abdomen et colonne lombaire, diaphragme (c'est le seul muscle que vous ne pourrez évidemment pas rendre inerte ! Prenez simplement conscience de sa mobilité respiratoire), thorax et colonne dorsale, gorge, cou et colonne cervicale. Vous laissez alors tout le tronc inerte, détendu et « éteint ».

6. Détente du visage, des mâchoires et du front.

7. *Intériorisation.* C'est la phase ultime et capitale de l'exercice. Pénétrez au centre même de votre tête, avec toute la lumière que vous avez ramenée de l'ensemble de votre corps. Prenez conscience d'un point central lumineux, efforcez-vous d'être entièrement focalisé dans ce point central.

A ce moment, intériorisez votre vue, c'est-à-dire imaginez que vous voyez, toujours les yeux fermés, à l'intérieur de vous-même. Depuis ce point central, imaginez que vous regardez dans une autre dimension, dans un espace différent de celui qui vous entoure physiquement. Faites preuve d'imagination !

Intériorisez ensuite votre audition, votre odorat puis votre goût, en procédant de la même manière.

Restez ainsi quelques minutes, profitez des états de conscience nouveaux et particuliers que cet exercice va vous permettre d'expérimenter, de plus en plus intenses au fur et à mesure de votre expérience. Voyez, écoutez, sentez, goûtez la Présence en vous ! »

La seule mise en garde que je puisse vous faire est de ne pas vous complaire dans un état de complète passivité où les pensées vagabondent sans un maître pour les diriger. Vous devez rester dans tous les cas le maître de vos pensées. »

## 3.3 L'Amour et la compassion

### Amour impersonnel

En tant que disciples, ou âmes de Bonne Volonté, l'Amour dont nous devons nous habiller, et que nous devons rayonner est l'*Amour impersonnel*.

Il est le principe d'attraction, et l'Univers entier ne subsiste que par l'Amour d'une âme unique. Rien n'est plus important au monde.

« [...] c'est seulement par l'Amour que le sentier de lumière et de connaissance est foulé. Pourquoi cette accentuation sur l'Amour ? Parce que le but pour tous et tout est l'Amour, et qu'en lui réside la fusion. Pour exposer scientifiquement ce qui est souvent un sentiment nébuleux, nous pouvons l'exprimer comme suit : C'est par l'acquisition de la vibration en analogie avec le Rayon d'Amour-Sagesse (le Rayon Divin) que les Seigneurs d'Amour sont contactés, que les Maîtres de Compassion sont connus et que la possibilité de pénétrer dans la conscience des Grands Etres et de tous nos frères de quelque degré que ce soit devient un fait de la manifestation.

Ceci est le sentier qui doit être foulé par chacun et par tous et dont la méthode est la méditation. »

*(BAILEY, Lettres sur la méditation occulte)*

L'Amour impersonnel constitue le fondement du Monde Supérieur, et il représente cette essence indispensable à saisir pour pouvoir atteindre les sphères les plus subtiles. C'est la condition indispensable pour fusionner avec l'Un.

Souvenons-nous que même si la *goutte* et la *mer* sont différentes par leur nom et leur existence, elles ne font qu'Un. Aussi, de même que la goutte ne fait qu'Un avec la mer, tout individu ne fait qu'Un avec la Conscience Universelle, l'âme unique.

Chaque goutte d'eau est la sœur d'une autre goutte, constituant le tout que forme la mer. Elles se ressemblent malgré leur différence du seul fait d'exister indépendamment les unes des autres. Mais vu de plus haut, lorsque l'on regarde toutes ces gouttes, on voit la mer, uniforme.

Il en est de même pour les êtres humains. Ils se ressemblent malgré leurs différences (de sexe, de race, de taille, d'idéologie...), et dans leurs différences, ils forment l'Humanité. Vu de plus haut, ils ne forment qu'Un avec la Conscience Une.

C'est pourquoi, le second grand commandement de la Loi est celui-ci : *« Tu aimeras ton prochain comme toi-même »* (selon l'évangile de Mathieu).

« Le Grand Amour fait partie des fondements du Monde Supérieur. Seul un amour semblable réagit à cette qualité. La vénération la plus manifeste n'atteindra pas sa destination sans amour. Qu'est la dévotion sans amour ? Y a-t-il ardeur dans un cœur desséché ? Une marque d'amour peut être l'indice de la comesure avec le Monde Supérieur. Tout sujet ne s'étudie qu'avec amour. Toute difficulté peut se vaincre par la puissance de l'amour.

En vérité, le Grand Amour est la base du Monde Supérieur. »

*(ROERICH, AUM)*

■ **L'Amour triomphe toujours !**

## Amour et harmonie dans la Beauté

Nous tenons ici à rappeler, ou à préciser, que percevoir la Beauté en Tout, c'est Aimer et être en harmonie avec tout ce qui nous entoure et avec l'Espace. Voir la Beauté chez un « Frère », c'est l'Aimer, c'est Aimer l'Humanité, et c'est finalement, être en résonnance avec l'Univers... qui est de toute Beauté !

L'Amour inconditionnel est en nous et non au-dehors de nous, tout comme l'est la Joie. Que l'on rentre dans n'importe quel lieu et nous trouverons une atmosphère d'amour, car c'est nous qui l'apportons, c'est nous qui la portons.

« Chaque fois qu'un individu doit « gagner » son amour en respectant certaines conditions, cet amour conditionnel lui communique, en fait, qu'il n'est pas digne d'être aimé. »

*(COVEY, 2005)*

## Exercices pour appréhender l'Amour

« [...] pour intensifier son amour pour l'humanité, il faut en connaître toutes les profondeurs. Mais qui trouvera la patience en lui pour regarder tous les abîmes sans perdre la foi en l'humanité ? Notre Demeure est le rempart d'une telle patience et ceux qui Nous ont connus, ceux qui Nous ont entendus, gardant le lien avec Nous dans leur cœur, ont revêtu cette armure de patience. Nous estimons cette qualité, car elle participe de l'infini. »

*(ROERICH, Surterrestre 1)*

Cette citation est réellement à méditer. En effet, chaque fois que nous éprouvons une émotion négative mêlée d'un jugement de rejet vis-à-vis d'une personne, d'un groupe de personnes, voire même d'une nation ayant commis des actes cruels, vils ou odieux, c'est l'âme unique en nous que nous rejetons et dont nous nous coupons. Il serait bon d'avoir à l'esprit que nous aussi avons sûrement commis de tels actes, dans un passé plus ou moins lointain... Et il nous a été pardonné, parce que l'Amour divin avait foi en notre humanité et en notre divinité.

Bien entendu, cela ne contredit pas le fait d'éviter que le mal soit produit, ou de condamner et punir les comportements nuisibles à autrui. La vie et l'harmonie sociale ne sauraient pour le moment s'y soustraire. Mais c'est le comportement qui est jugé, non l'âme en devenir.

### Par la méditation

Comment transformer nos diverses émotions par un sentiment d'Amour impersonnel ?

Comme toujours, c'est l'imagination qui doit être mise en jeu, et non la volonté dans le sens où la plupart des gens interprètent ce mot. Ici, *vouloir* veut dire faire un effort d'imagination, « faire comme si ».

Ensuite, il est essentiel qu'il y ait une synchronicité entre le sentiment et la pensée. En effet, si l'on médite sur l'Amour, nous ne devons pas seulement penser « amour », mais nous devons aussi sentir « l'Amour ». Et ceci, grâce encore, à un effort de l'imagination.

Cette technique permettra de sentir peu à peu s'immiscer en nous ce perpétuel sentiment d'amour envers autrui, quelle que soit la personne en question, et ceci sans que nous ressentions la moindre tristesse si celle-ci ne nous aime pas en retour.

Dès lors, et de cette manière, nous ne connaîtrons plus ces pénibles aversions que l'on ressent, malgré nous, à l'égard de certaines personnes. Nous ne nous soucierons plus qu'un être soit beau ou laid, raffiné ou vulgaire, intelligent ou stupide, méchant ou vertueux. Car aucun de ces attributs ne pourra plus altérer l'incomparable sensation d'Amour, qui, pareil à un fleuve de paix et de joie, s'écoulera de nous vers les autres... Nous rayonnerons l'Amour impersonnel !

Par ailleurs, certains d'entre nous découvriront peut-être que cette Conscience de l'Amour est devenue permanente. Ceci s'explique par le fait qu'il se peut tout simplement que nous n'ayons fait que « ré-acquérir » ce que nous avions déjà acquis dans une vie antérieure...

### Par une décision consciente et volontaire

On peut également acquérir cet Amour par une décision consciente et volontaire.

Si l'on continue d'aimer à la façon habituelle des gens qui suivent simplement leurs attirances, notre amour demeurera faible et chétif, à moins qu'il ne s'éteigne complètement. En effet, aussi longtemps que l'on dépendra des choses extérieures, nous ne goûterons pas à cet Amour et nous ne serons pas aptes à Servir réellement, puisque dépendants d'autrui.

■ **L'amour demande à être alimenté du dedans, et non pas du dehors !**

C'est pourquoi, par la technique que nous allons décrire, il convient de décider par un acte de volonté conscient, de ne plus dépendre de l'extérieur, mais de trouver l'Amour en nous pour le propager autour de nous.

Cependant, la Conscience de l'Amour impersonnel ne saurait s'obtenir en aimant quelqu'un qui nous est déjà cher, mais seulement en apprenant à aimer quelqu'un que l'on n'aime pas encore.

Pour ce faire, choisissons tout d'abord parmi nos connaissances (dans notre cercle privé, au sein de notre travail, parmi les membres de notre club, etc.), l'une de celles pour qui nous avons le moins de sympathie et décidons avec l'aide de l'Imagination, de vouloir aimer cette personne. (Une petite paren-thèse s'impose ici : il ne s'agit pas de décider d'aimer quelqu'un pour qui nous aurions une aversion viscérale, car ce sentiment doit absolument et en premier lieu être vaincu, avant de pouvoir réellement apprendre à Aimer)

La personne en question peut être une personne avec qui nous nous sentons mal à l'aise, et dont le physique nous est si peu agréable que nous faisons en sorte d'éviter tout contact de politesse. Une per-sonne dont les propos nous hérissent tellement, que nous ne pouvons rester de marbre très long-temps. En somme, une personne idéale pour nous entraîner à maîtriser nos émotions et apprendre justement la compassion et l'Amour !

Aimons donc celui de nos « frères » qui est, apparemment pour nous, le moins digne d'être aimé. Cela ne veut pas dire qu'il faut l'inviter à manger et lui raconter notre vie. Cela veut dire qu'au lieu de vouloir l'éviter à tout prix parce qu'il nous insupporte, nous devons apprendre à maîtriser cette émotion négative, pour « faire comme si » nous ne ressentions aucune aversion pour cette personne. Cela veut dire que nous devons aider notre « frère » par notre juste attitude et lui offrir l'Amour impersonnel.

Oui, apprenons à l'aimer parce qu'il est un *Frère*, parce que malgré sa différence, il est Un avec nous dans l'immensité de l'œuvre divine, apprenons à l'aimer tout simplement avec la puissance de l'Amour impersonnel.

En agissant ainsi, nous pouvons progresser considérablement. Une forme de répulsion quelconque envers son prochain ne peut être compatible avec notre idéal. Il est donc important de surmonter ses aversions. Cela demande évidemment de la volonté, de la ténacité... et de l'Amour !

### Par le compte affectif

Le concept de « compte affectif » est emprunté à l'ouvrage *Les sept habitudes* de Stephen (COVEY, 2005).

« Pour les proactifs, aimer est un verbe, un sacrifice que l'on fait, un don de soi... L'amour est le fruit de ce verbe.... C'est une valeur actualisée par des actes. »

*(COVEY, 2005)*

Il s'agit de prendre conscience qu'une relation avec autrui est basée sur un échange d'énergie émotionnelle. Comme sur un compte bancaire, chaque attention positive, chaque preuve d'amour enrichit le compte affectif. Mais à l'inverse, chaque colère, dispute, le vide...

Les relations harmonieuses sont basées sur l'équilibre sain de ce compte.

Selon Stephen COVEY, il existe 6 catégories de versements positifs sur le compte affectif :

1. **Comprendre l'autre** : soyez attentif à ce qui importe vraiment aux personnes de votre entourage. Nous avons trop tendance à piocher dans notre vécu personnel pour imaginer ce que désirent les autres : la véritable écoute sans projection est indispensable.

2. **Avoir de petites attentions** : elles font les grandes relations !

3. **Tenir nos promesses** : comme pour les enfants, cela est indispensable.

4. **Expliquer clairement nos attentes** : nous créons tant de relations négatives en pensant naïvement que nos attentes sont manifestes, comprises et acceptées de tous.

5. **Cultiver notre intégrité personnelle** : cela suscite la confiance. L'un des meilleurs moyens est d'être loyal envers les absents. Se montrer intègre consiste à traiter tout le monde selon les mêmes principes.

6. **Présenter ses excuses** quand nous nous sommes trompés.

« Lorsque nous prouvons à quelqu'un notre amour inconditionnel en vivant les lois fondamentales de l'amour, nous l'encourageons à vivre selon le respect des lois fondamentales de la vie (coopération, apport personnel, autodiscipline, intégrité). Nous créditons les comptes. Nous aidons l'autre à se sentir plus sûr, à s'affirmer dans ses valeurs et son identité, à trouver son intégrité.

Lorsque nous enfreignons les lois de l'amour, quand nous posons nos conditions, nous encourageons l'autre à enfreindre les lois de la vie. Nous le poussons dans une position réactive, défensive, une situation où il doit sans cesse prouver qu'il existe en tant que personne indépendante. »

*(COVEY, 2005)*

# 4. Purification du corps mental

« ... Le développement de son véhicule mental vient ensuite. Dans le contrôle du corps émotionnel, le serviteur prend une attitude d'élimination. Son but est d'entraîner le corps émotionnel afin qu'il devienne incolore, vibre calmement et qu'il devienne clair, pur et limpide comme un étang par un paisible jour d'été. En préparant le corps mental pour le service, le travailleur lutte à l'opposé de l'élimination ; il cherche à édifier un savoir, à procurer la connaissance et les faits, à entraîner ce corps mental intellectuellement et scientifiquement afin qu'il puisse se révéler, à mesure que le temps passe, comme une stable fondation pour la sagesse divine. »

*(BAILEY, Lettres sur la méditation occulte)*

Abordons maintenant les domaines de la pensée.

Le corps mental est le plus subtil et le plus avancé des éléments de notre personnalité.

Notre attention à son égard doit être sans faille.

## 4.1  La surveillance des pensées

« Préjugés, critiques, orgueil, peuvent rendre inutilisable le véhicule mental. Les aspirants à ce travail difficile doivent se surveiller avec attention et garder la sérénité, la paix intérieure et une souplesse mentale qui tendront à les rendre de quelque utilité pour protéger et guider l'humanité. »

*(BAILEY, Traité sur la Magie Blanche)*

La parole étant une pensée transformée en vibration, nous saturons l'espace des énergies de nos mots et de nos pensées. C'est pourquoi, il est si important de surveiller ses pensées.

### Pouvoir de la pensée

Nous savons que la pensée influence nos véhicules et notre environnement, et peut ainsi saturer l'espace. La surveillance de la pensée consiste à faire la différence entre les pensées négatives, et les pensées positives qui traversent notre espace mental.

### Pensée négative

Toute pensée négative liée à une émotion (crainte, soucis, colère, manipulation, etc.) est néfaste à l'alignement avec l'âme et est de nature destructrice sur l'ensemble des corps. Les pensées négatives nous emportent vers le bas, et attirent des éléments de l'espace qui sont en relation harmonique avec elle.

A l'extrême, une personne qui se tourne vers le côté obscur, et alimente la profonde noirceur de ses pensées, séduira amplement *les forces sombres*. Le mental sera alors sclérosé dans la noirceur, les relations sociales seront égoïstes, manipulatrices, perverses, destructrices, etc. La maladie pourra ensuite survenir puisque le corps n'aura plus aucune résistance pour lutter par lui-même contre les agressions mentales.

A un degré inférieur, mais non moins dangereux, une simple pensée négative est comme le dérapage d'un pinceau sur une toile parfaite. Un dérapage en entraîne souvent d'autres et au final, la toile s'enlaidit...

« Observez comment les hommes étudient l'Enseignement. Observez quels messages ils évitent. Les hommes ferment particulièrement les yeux sur tout ce qui se réfère à la trahison et au meurtre psychique. Ils ne veulent même pas considérer qu'ils peuvent faire du mal à distance avec leurs pensées empoisonnées. Les hommes évitent de penser à ce dont ils se rendent le plus souvent coupables. Point n'est besoin d'être un géant de la pensée pour faire le mal. Même une médiocre pensée empoisonnée par le cristal de l'impéril sera très efficace. Concevoir la trahison c'est déjà l'accomplir à moitié, parce qu'une enveloppe déjà empoisonnée sera réceptive au plus léger impact. En vérité, l'empoisonnement par les pensées est bien plus nocif que l'empoisonnement par les drogues. L'infection à travers la transmission de la pensée existe. Cette transmission peut affaiblir à un tel point que toute infection pénètre alors facilement. La pensée est la clé qui ouvre la porte à l'infection. »

(ROERICH, Hiérarchie)

Cependant, il ne sert à rien de refouler une pensée négative. Essayons plutôt de la changer par son contraire : une idée positive. Essayons de penser immédiatement à quelque chose d'agréable, de beau, de constructif.

Nous savons que le refoulement crée des énergies pernicieuses qui tendent à resurgir dès qu'elles en ont la possibilité.

### Pensée positive

A l'inverse, le pouvoir de la pensée positive est de mener vers le haut.

La pensée positive attire comme un aimant tout ce qui est nécessairement juste, non seulement vers celui qui émet la pensée, mais également tout autour de lui. Ceci contribue à favoriser l'épanouissement mental, les bonnes relations sociales et la bonne santé.

La pensée positive permet la mise en résonance de tout ce qui vibre sur la même fréquence. Elle permet peu à peu de changer de plan vibratoire pour résonner toujours plus haut, toujours plus justement, avec Amour.

■ **La pensée positive sature l'Espace d'Amour et de Beauté, dans le visible comme dans l'invisible, et harmonise ainsi le Tout pour ne faire qu'UN.**

### Critique et innocuité

« Personne ne peut avancer sur le Sentier s'il peut blesser et faire du mal consciemment. »

« La critique provoque plus d'états de mirage qu'aucun autre facteur ; et qui peut dire en être exempt ? Lorsque l'innocuité et la bienveillance en pensées et en paroles sont pratiquées et qu'elles deviennent automatiquement une partie de la vie quotidienne du disciple, le mirage prend fin. »

(BAILEY, Education dans le nouvel âge I)

La critique négative est un des plus grands fléaux de notre temps.

Elle se retrouve partout, dans la vie professionnelle, familiale, dans la vie politique, dans les médias...

Nous sommes abreuvés de cette énergie négative qui empoisonne l'espace.

La vie spirituelle ne peut pas commencer sans la pratique de l'innocuité :

« L'innocuité apporte la prudence dans le jugement, la réticence dans les paroles, la faculté de freiner toute action impulsive et la suppression de la tendance à la critique. »

*(BAILEY, Traité sur la Magie Blanche)*

Surveillez votre vie quotidienne et voyez à quel moment :

- Vos paroles sont blessantes
- Vos pensées envers autrui sont négatives
- Vos réactions émotionnelles sont colériques

Le constat est quelquefois affligeant.

Alice Bailey disait que « Si l'innocuité est la note dominante de votre vie, elle produira davantage de justes conditions harmonieuses dans votre personnalité que tous les autres genres de disciplines. ».

## Proactivité

Le concept de « proactivité » peut nous aider vers cette purification de la pensée.

### Entre stimulus et réponse

Notre capacité à surveiller nos pensées, à les observer depuis la tour de contrôle de notre corps mental a un impact direct sur notre corps émotionnel. Nos pensées contrôlées et dirigées vont nous permettre une plus grande liberté de choix grâce à la *proactivité*.

Ce concept n'est pas nouveau, mais il a été magnifiquement développé par Stephen COVEY en tant « qu'Habitude n°1 » dans son ouvrage *Les sept habitudes*.

Nous sommes entourés de stimuli (internes ou externes) auxquels il nous faut répondre. Ces réponses peuvent être animales (combat ou fuite) ou humaines grâce à notre liberté de choix.

■ **Entre le stimulus et la réponse, se trouve notre plus grande force : la liberté de choix.**

Cette liberté de choix est un « silence », entre les deux :

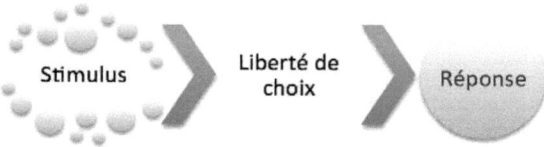

*Figure 14 : La liberté de choix*

Nous sommes des êtres « responsables » (capables de réponse), et nous avons le choix de répondre en subissant nos conditionnements : nous *réagissons*, ou en *agissant* en fonction de nos valeurs les plus élevées : c'est la proactivité.

« Les individus réactifs se sentent souvent affectés par leur environnement. Si le temps est beau, ils se sentent bien. S'il fait mauvais, cela altère leurs sentiments et leurs performances. Les personnes proactives portent en elles leur propre temps. Elles sont guidées par certaines valeurs et, si l'une de ces valeurs consiste à produire un travail de qualité, peu importe qu'il pleuve ou que le soleil brille. »

*(COVEY, 2005)*

Cette démarche demande de tout d'abord analyser honnêtement nos conditionnements passés : éducation, expérience... pour évaluer où se situe notre véritable liberté de choix.

■ **Ce n'est pas ce qui nous arrive, mais bien la façon dont nous y répondons qui nous fait mal... Nul ne peut nous blesser sans notre consentement.**

*(COVEY, 2005)*

Cette analyse demande du courage et du temps. Tel type de choix, d'action ou de projet que je viens d'entreprendre est-il édicté par mes propres valeurs, ou par de petites voix intérieures parentales, par des peurs larvées, par des publicités télévisées... ?

• Du courage, pour admettre que nous sommes conditionnés depuis longtemps.

• Du temps, car ce travail s'effectue avec vigilance sur de longues années, mais les résultats sont à la hauteur de l'effort : la liberté.

## A l'écoute de nos paroles

Nous pouvons commencer notre ascension vers la proactivité en analysant nos propres paroles :

| Langage réactif | Langage proactif |
|---|---|
| Je suis comme ça ! | **Je peux voir les choses différemment** |
| Ça me rend malade ! | **J'ai un contrôle de mes émotions** |
| Ce n'est pas possible | **Je peux choisir une autre solution** |
| Je ne peux pas faire autrement | **Je suis libre** |
| Je ne peux pas | **Je choisis** |
| Je dois | **Je préfère** |
| Si seulement... | **Je ne dépends pas des autres** |

La façon réactive de parler provient d'une notion de déterminisme qui allège nos responsabilités : je ne peux rien faire, je ne suis pas responsable, et donc pas capable de choisir mes propres réponses.

Le réactif est submergé de croyances limitantes. Le proactif s'en libère et fait ses propres choix.

Il y a des domaines où nous n'avons pas d'influence, qui ne dépendant pas de nous : la météo, l'état du monde, la personnalité des autres, etc... S. COVEY le nomme le *« cercle des préoccupations »*.

D'autres secteurs dépendent de nous : prendre un parapluie, protéger l'environnement, être positif, ne pas critiquer... S. COVEY le nomme le *« cercle d'influence »*.

Plus nous nous occuperons de ce dernier, plus nous aurons une influence bénéfique sur l'autre.

Etre proactif, c'est se concentrer sur ce cercle d'influence par une énergie positive constante. Cela va immanquablement l'élargir.

A l'inverse, le cercle des préoccupations s'élargit si l'on se concentre sur lui, sur les éléments qui échappent à notre contrôle. C'est ce que fait le réactif.

Tant que nous travaillons à notre cercle de préoccupations, nous acceptons que les éléments qu'il contient nous commandent et nous ne prenons pas l'initiative proactive nécessaire pour amener un changement positif.

« En travaillant sur nous-même, et non plus sur les circonstances, nous nous donnons les moyens d'influencer ces circonstances. »

■ **Plus nous travaillons sur notre cercle d'influence, plus il grandit et plus le cercle des préoccupations s'amenuise et se morcelle :**

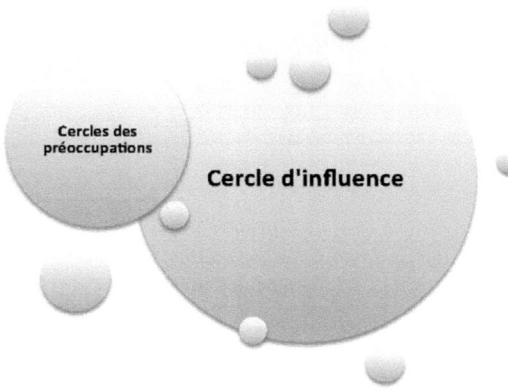

*Figure 15 : Le cercle d'influence selon COVEY*

« Chaque fois que nous pensons que le problème vient des autres, de l'extérieur, c'est cette pensée même qui constitue le problème. Nous donnons à ce quelque chose d'extérieur les moyens de nous commander... »

Nous vous conseillons fortement la lecture des ouvrages de Stephen Covey et l'apprentissage de sa méthode. Elle nous offre un merveilleux outil pour arriver peu à peu à maîtriser notre mental.

## 4.2  L'adaptabilité et le juste milieu

### Silence et conscience en éveil

« Les gens croient que le silence est simplement l'absence de son, mais la vraie puissance vient quand tout l'être est submergé par le silence et que l'énergie générée permet la communion avec le Monde Supérieur. Nous connaissons ces heures où l'énergie jaillit et Nous pouvons affirmer que cette forme de silence est la tension la plus haute. »

*(ROERICH, Surterrestre 1)*

Plus on s'aligne, plus on fait le silence en nous, plus notre conscience est en éveil et plus nous rayonnons cette énergie d'Amour autour de nous et dans l'Espace. Par le modèle que nous véhiculons, nous sensibilisons consciemment et inconsciemment les autres, nous enseignons l'Harmonie en toute chose, nous projetons les fondations du Futur.

Arrêtons un moment de courir en tous sens, de surfer d'une page à une autre sur le web, d'enchaîner les activités les unes derrière les autres, sans jamais nous asseoir et respirer, ne serait-ce que trois minutes.

Pourquoi faisons-nous cela ? Parce que l'inaction est vue comme fainéantise dans notre société. Parce que tout va de plus en plus vite, à la mesure de l'urgence de notre prise de conscience éveillée. Seulement, ce n'est pas en nous démenant dans tous les sens que nous accomplirons mieux nos tâches. Souvent, elles sont même nettement plus productives lorsque nous nous sommes arrêtés un moment...

Etre présent dans l'*Ici et maintenant* n'est pas facile. Si l'on fait l'expérience, nous verrons vite que notre mental est parasité par mille pensées. Mais en persévérant, en tâchant de maintenir la conscience en éveil, de faire le silence en nous quelques secondes, nous parviendrons peu à peu à maîtriser notre mental et être présents dans ce que l'on fait.

Par exemple, si nous sommes en train de marcher, et bien marchons ! Marchons en respirant, en appréciant le fait de marcher, mais surtout pas en pensant à ce que l'on fera demain ! Si l'on mange une pomme, ressentons son goût, son parfum, son croquant. Si l'on regarde un arc-en-ciel, admirons-le... ici et maintenant...

Et surtout, en toute chose, ayons la conscience en éveil ! Faisons toute chose dans la pureté, la justesse et l'Amour pour que nos véhicules soient en santé, en harmonie et rayonnent alentour pour un véritable Service.

## 4.3 La gaieté et le sens de l'humour

Nous insistons particulièrement sur la nécessité de la gaieté, de l'humour et de la joie.

Nous entrons sur le Sentier non pas seulement pour notre propre bien, mais pour le bien de tous. En cela, nous devons rayonner, aimanter et servir de modèle sur terre.

Nous avons la chance d'être entourés d'une infinité de splendeurs : la couleur du ciel, la chaleur du soleil, les chants des oiseaux, le parfum des fleurs, la beauté de la mer, la splendeur des montagnes, les révélations artistiques, le rire des enfants, la douceur d'un foyer... Peinture, poésie, livres, architecture, relations humaines sont d'infinies sources de joie. Il suffit simplement d'adopter la juste attitude à leur égard et de s'en laisser imprégner.

Le sens de l'humour nous évite de tomber dans le piège de tout prendre trop au sérieux. Apprenons donc à voir la joie en toute chose.

La gaieté et le sens de l'humour peuvent se créer par un acte de volonté et en y accordant l'effort nécessaire.

## 4.4 Pensez « Gagnant/Gagnant »

Notre société est basée sur la concurrence, le défi, la peur du manque. Dès l'enfance, on nous inculque qu'il faut se battre. Et dans ce cas, il y a un gagnant et un perdant.

C'est un illusoire constat de croire que les biens sont limités et qu'il nous faut donc acquérir notre part par une lutte incessante.

L'énergie est infinie. Il n'y a donc aucune concurrence dans l'univers.

Ce paradigme suppose que l'on veuille que toutes les interactions débouchent sur des bénéfices mutuels, sur des satisfactions mutuelles.

La vie doit devenir un immense terrain d'entente. Le succès ne dépend pas de l'échec des autres. C'est le paradigme du Gagnant/Gagnant.

« Gagner ensemble, c'est suivre la voie du milieu : ce n'est pas votre solution qui l'emporte, ni la mienne, mais une troisième, une solution meilleure, plus noble. »

*(COVEY, 2005)*

Il y a quatre visions de l'échange :

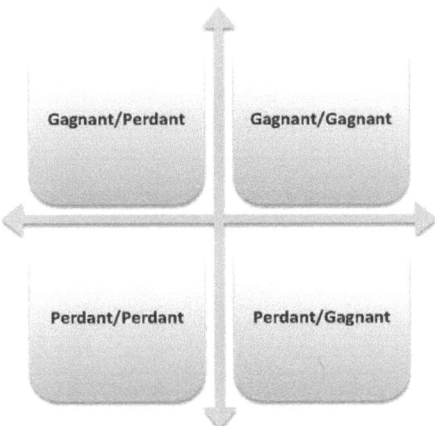

Essayez d'analyser ce schéma à la lumière de vos comportements relationnels.

Si vous choisissez le Gagnant/Gagnant, faites comprendre à votre interlocuteur qu'il est préférable de ne pas passer de contrat, plutôt que d'en conclure un qui ne bénéficierait pas aux deux parties.

Chaque fois que quelqu'un perd, cette défaite provoque des conséquences à long terme sur les relations.

Selon Covey, cinq traits de caractère constituent la base d'une victoire commune :

1. **L'intégrité :** En identifiant nos valeurs, et en agissant en fonction d'elles, nous acquerrons une volonté indépendante.

2. **La maturité :** Exprimer ses sentiments et ses plus profondes convictions tout en respectant celles des autres.

3. **La mentalité d'abondance :** Il y en a assez pour tout le monde.

4. **Les relations humaines :** Se concentrer sur la résolution des problèmes et non sur les divergences de personnalité ou d'opinion. Créer des relations qui créditent les comptes affectifs, écouter, ne pas se montrer réactif et être proactif.

5. **Les accords :** Ils fixent le cap à suivre pour une victoire commune

# 5. La méditation

Nous terminerons cet ouvrage par une introduction à une science millénaire, qui est le fondement de toute évolution personnelle et spirituelle : la méditation.

D'innombrables ouvrages ont été écrits sur le sujet depuis la nuit des temps.

Notre approche est pratique et liée aux nouvelles énergies disponibles aujourd'hui.

L'expansion de la conscience humaine se fait de plus en plus rapidement, et la pratique de la méditation devient un impératif de cette croissance.

## 5.1 Définitions

### Les différentes formes

Le terme « méditation » renferme de multiples significations et activités qui, en fait, sont relativement différentes.

Nous pourrions les lister de manière basique comme suit :

- **Prière** : Demande personnelle ou pour autrui.
- **Méditation mystique** : Besoin de transcendance, fusion avec Dieu.
- **Invocation** : Répétition de Mantrams.
- **Rituel** : Mouvements et sons.
- **Développement personnel** : Relaxation, paix intérieure, santé, pleine conscience.
- **Méditation occulte** : Utilisation du mental et de l'imagination créatrice, coopération avec Dieu.
- **Méditation par résonance** : Harmonisation avec l'Espace.
- **Agni Yoga** : Harmonisation avec le *Feu*.

Cette liste n'est bien sûr par exhaustive, mais résume assez bien les tentatives humaines pour essayer de se rapprocher du divin.

Nous ne développerons que deux de ces approches : la *méditation occulte* et la *méditation de résonance*.

## Objectifs de la méditation

■ **Pourquoi médite-t-on ?**

- Pour coordonner les corps de la personnalité afin d'en faire une *personnalité intégrée*.

- Pour orienter la personnalité vers l'âme et créer ainsi un lien entre les deux[10].

- Pour apprendre à s'identifier avec l'aspect « Ame » et non avec la « personnalité ».

- Pour devenir un canal de l'énergie spirituelle, et donc de l'âme, dans la matière et la forme.

- Pour participer en tant qu'individu à une activité de groupe spirituel.

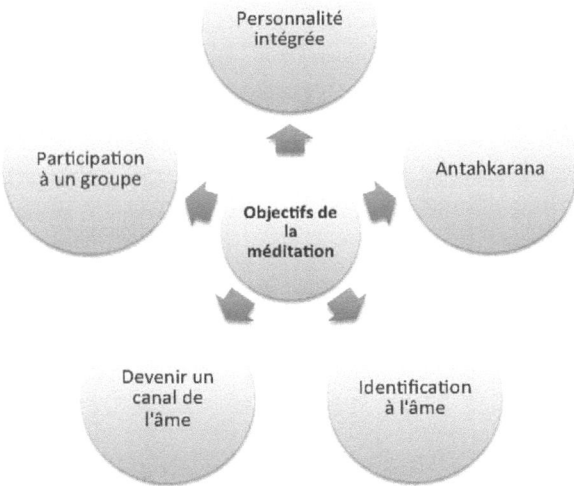

*Figure 16 : Objectifs de la méditation*

De nombreuses applications de la méditation servent aujourd'hui le monde hospitalier, le monde du travail et la vie quotidienne.

---

[10] : Appelé souvent *Antahkarana*.

Ces approches sont liées au développement personnel, et leur expansion dans la conscience humaine est salutaire, mais nous ne traiterons pas de ces aspects dans ce chapitre.

Alice Bailey donne de la méditation, la définition suivante :

« L'objet de la méditation est de rendre l'homme capable de manifester extérieurement ce qu'il est dans sa réalité intérieure, et de le faire s'identifier avec son aspect âme et non simplement avec les caractéristiques inférieures de la personnalité. »

*(BAILEY, De l'Intellect à l'Intuition, pp. 57-60)*

■ **Dans un premier temps, la méditation a pour but essentiel : l'utilisation correcte et le contrôle des différents corps de la personnalité afin de les intégrer en un tout unifié et coordonné, et finalement de fusionner la personnalité intégrée et l'âme.**

Le travail de méditation est nécessaire pour harmoniser les facultés de penser et de sentir, pour coordonner et intégrer les corps mental et émotionnel en un tout cohérent en invoquant le flux d'énergie transpersonnel émanant de l'âme.

Lorsque les corps mental, émotionnel et physique sont guidés par le dessein spirituel, les conflits intérieurs sont résolus et la personnalité intégrée devient un pur véhicule pour l'expression de l'âme. Elle devient un moyen de libérer une lumière et un amour plus grands dans le monde des « affaires » humaines.

Ce sont les premières étapes de la méditation. Elles sont organisées par trois activités consécutives :

1. Concentration
2. Méditation
3. Contemplation

Nous reviendrons plus en détail sur ces trois phases.

## Le triangle de l'aspirant

La véritable méditation doit être pratiquée comme un *service* rendu à l'humanité.

C'est un concept évident, mais nombreux sont ceux qui pratiquent pour leur propre évolution personnelle : c'est un bon début, mais la méditation doit très vite être comprise comme un don de soi pour une entreprise plus grande que son propre développement personnel.

Alice Bailey définit le travail de l'aspirant et du disciple comme une triple activité :

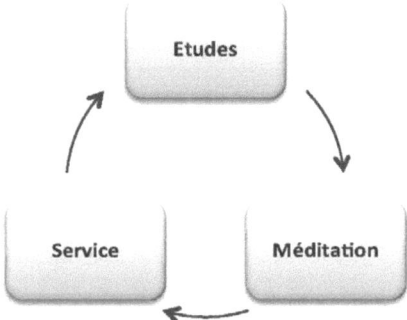

*Figure 17 : Le triangle de l'aspirant*

- Les **études** sont indispensables pour permettre à l'aspirant de connaître les voies divines, de repérer les différentes étapes du sentier, de mieux aider les autres, etc.
- La **méditation** crée les relais nécessaires entre la personnalité et l'âme.
- Le **service** permet de redonner l'énergie reçue et de mettre en application ce que l'on a appris.

Ces trois activités sont les éléments nécessaires qui assurent un développement harmonieux.

Si l'un de ces éléments est absent, l'objectif n'est pas atteint, et peut même mettre en danger le méditant.

## 5.2  La méditation « occulte »

### Définition

La méditation occulte est une technique qui se focalise dans le mental.

Son objectif est « d'aligner » l'âme avec les deux aspects du mental : inférieur et supérieur. C'est l'aspect vertical.

Cet alignement met aussi le méditant en contact énergétique avec le monde de la forme et de la conscience de toute manifestation : c'est l'aspect horizontal.

Le méditant devient ainsi le symbole de la *croix*.

C'est le « Raja Yoga » qui est la technique la plus appropriée de méditation occulte. Il utilise la visualisation, l'imagination créatrice, l'usage de pensées-semences pour exercer le mental.

## Etapes

Les différentes étapes de la méditation occulte sont les suivantes :

1. **Alignement** : Mise à disposition
2. **Méditation** : Acte de création
3. **Contemplation** : Harmonisation avec l'âme
4. Distribution : Service

### L'Antahkarana

Le terme « Antahkarana » est utilisé par Alice Bailey avec la signification suivante :

La voie, ou le pont, entre le « mental supérieur » et le « mental « inférieur », servant de moyen de communication entre les deux. Il est construit par l'aspirant lui-même, en matière mentale.

(BAILEY, Initation Humaine et Solaire)

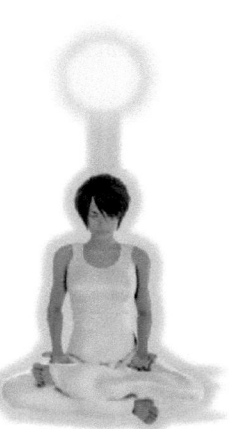

Ce pont se construit en matière mentale tout d'abord. Il s'élabore à partir d'idées supérieures et se construit lors de la méditation.

Tandis que le disciple commence à se centrer sur le plan mental (et c'est là l'intention principale du travail de méditation), il commence à travailler dans la matière mentale et s'entraîne aux pouvoirs et à l'utilisation de la pensée. Il atteint une certaine mesure de contrôle mental ; il peut diriger le phare du mental dans deux directions : dans le monde des activités humaines, et dans le monde des activités de l'âme.

Vous noterez que nous faisons essentiellement référence au *mental*. L'émotion n'est jamais évoquée ici, et l'aspiration en est une composante.

En effet, rappelons-nous que sur le sentier spirituel, c'est le mental exclusivement qui est le *lien* entre la personnalité et l'âme. Nous ne parlons pas *d'intellect*, qui est une forme d'activité du mental inférieur qui a plutôt tendance à séparer les concepts.

Nous reparlerons plus loin du rôle du *cœur* dans ces processus.

L'Antahkarana est une forme de *Yoga* (dans son sens littéral qui signifie « relier ») entre les deux aspects du mental tout d'abord, puis entre la personnalité unifiée et l'âme ensuite.

Cette construction est volontaire, engagée, construite, planifiée et n'est pas laissée au hasard. C'est un processus continuel basé sur le long terme, la répétition, l'entraînement.

La première étape en est *l'alignement*.

## Alignement

■ **Quand l'âme *appelle* la personnalité, *l'aspiration* est la première réponse.**

Le « son » est perçu au milieu du tumulte de la vie incarnée, et la personnalité répond par une forte intention de se joindre à l'âme.

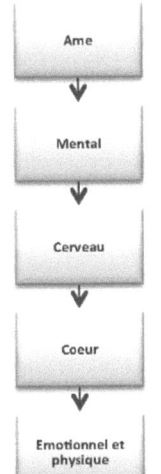

Ce sera tout d'abord par la *fausse* recherche de sa « moitié » humaine, « l'âme sœur » engendrant quelquefois de nombreux mirages, puis par la nécessaire reconnaissance qu'il faut appliquer une méthodologie particulière pour parvenir à l'âme. L'intention et l'aspiration ne suffisant pas pour combler le fossé entre les deux mondes.

C'est la technique de *l'alignement* qui est donc utilisée pour cela.

La méditation et le service finiront par permettre la fusion entre les deux.

La source du travail magique de l'âme est le concept : « **l'énergie suit la pensée** ».

Que signifie cette phrase ?

L'utilisation correcte de la puissance du mental réalisera n'importe quel but, bon ou moins bon. La méditation occulte implique un mental concentré, la capacité de visualiser, celle de construire des formes-pensées et d'utiliser l'imagination créatrice, ainsi qu'une saisie correcte de l'intention de l'âme.

La méditation créatrice commence par un exercice d'alignement, et a pour résultat une harmonisation, une résonance plus profonde, plus vaste et plus soutenue entre le méditant et tout ce qui l'entoure. L'alignement amène les divers plans et états de conscience « en ligne » les uns avec les autres, ou les ajuste correctement les uns par rapport aux autres.

L'alignement est donc littéralement « mettre en ordre », « en ligne », les éléments de la personnalité avec le *soi transpersonnel*, l'âme.

Quand ces composants sont ainsi disposés, par un acte d'imagination créatrice, il se produit une *étincelle* qui construit les briques du pont de l'Antahkarana.

Un canal de communication se crée et relie l'âme, le cerveau, le cœur, le mental. L'énergie de la vie de l'âme peut alors se répandre dans les véhicules inférieurs, illuminer, inspirer la personnalité, et affecter tous les aspects de la vie quotidienne.

Comme nous le précisions plus haut, ce processus d'alignement est conscient, actif. Le mental concentre l'énergie nécessaire et fait « comme si » cet alignement était effectif.

La répétition journalière de ce travail va lentement combler l'espace entre l'âme et la personnalité.

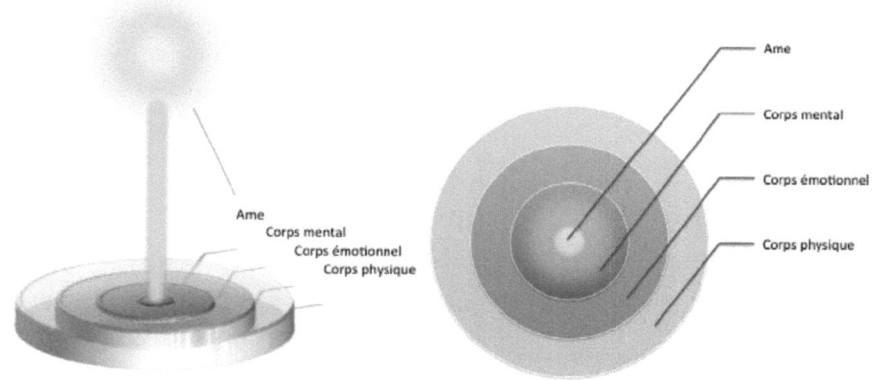

*Figure 18 : Alignements des corps avec l'âme*

Le dessin ci-dessus schématise une personnalité alignée avec l'âme.

L'énergie de l'âme peut irradier et alimenter les trois corps.

## Concentration

Une des premières difficultés auxquels se trouvent confrontés les aspirants qui débutent les exercices de méditation est de pouvoir conserver le mental dans le plan qu'il a choisi. La pensée vagabonde au bout de quelques minutes, ou de quelques secondes ! Des pensées parasites viennent irrémédiablement traverser le paysage mental.

Il faut donc s'atteler dès le début à l'apprentissage de la concentration.

De nombreux exercices de concentration existent dans la littérature et sur internet.

Nous vous laissons vous y référer.

## Méditation

Dans le plan que nous avons notifié précédemment, la méditation par elle-même est la phase centrale du *plan de méditation*.

Après avoir aligné l'ensemble des corps de la personnalité, avoir évoqué la fusion avec l'âme, une activité de réflexion s'engage : elle peut être une réflexion sur une pensée-semence, ou sur un projet à mettre en place.

Cette phase est active et passive à la fois, et doit être menée par le mental éclairé. Elle aboutit à un moment plus intense et plus spirituel : la *contemplation*.

## Contemplation

« La contemplation est l'étape la plus avancée de la méditation. Elle en est l'élément ultime et n'est jamais systématique et évidente, même après de longues années de pratique.

A la différence des étapes précédentes qui sont actives, dans le sens où le méditant programme des étapes précises, la contemplation est plus passive : elle est « écoute », mise à disposition, silencieuse, non verbalisée ni imagée. Mais le méditant garde malgré tout une vigilance consciente sur sa personnalité.

Dans la contemplation, l'aspirant entre dans le silence qui lui permettra d'entrer en contact avec le mental divin, de prendre la pensée divine de la conscience divine et de savoir. »

*(BAILEY, Traité sur la Magie Blanche, pp. 274-275)*

Le méditant perd de vue son propre développement, sa personnalité. Il n'y a plus de séparation, la conscience est dans la lumière, il s'identifie totalement avec son âme et contemple le Plan divin.

C'est une étape cruciale, souvent confondue avec une attitude de silence vagabond.

Le méditant pénètre dans un monde hors de la perception sensorielle et hors de la forme (il ne s'agit bien-sûr absolument pas de « voyage astral »).

Il ne forme qu'Un avec l'humanité et toute la création.

C'est une étape ultime consécutive à de très nombreuses années de pratique.

## Le service

Ce terme est devenu avec le temps assez difficile à définir. Il a de très nombreux sens : de « rendre un service » à devenir un « serviteur du monde ».

Alice Bailey le définit ainsi :

« … Le service peut être brièvement défini comme l'effet spontané du contact de l'âme. Ce contact est si net et si bien établi que la vie de l'âme est en mesure de se déverser dans l'instrument que l'âme doit obligatoirement utiliser sur le plan physique. C'est la façon dont la nature de cette âme peut se manifester dans le monde des affaires humaines. Le service n'est pas une qualité ou un exploit ; ce n'est pas une activité vers laquelle les gens doivent tendre avec acharnement ni une méthode pour sauver le monde… »

*(BAILEY, Psychologie ésotérique II, pp. 122-123)*

Il faut donc retenir que le service est une conséquence croissante du contact avec l'âme. Plus l'âme se fait sentir, moins la personnalité égoïste domine et plus la nécessité de servir devient impérieuse, comme une conséquence inévitable de la participation à la Vie Une.

D'un point de vue technique, plus vous capterez de l'énergie, plus il faudra la redistribuer… Si elle est conservée pour soi, elle finit par empoisonner l'aspirant.

Le service est donc une nécessité.

Mais comment servir ?

C'est une question souvent posée. Il n'y a pas de réponse standard.

■ **Le Disciple est toujours là où il peut servir au mieux en fonction de son évolution et de ses capacités.**

On n'a donc pas à se poser la question. Il suffit de regarder les besoins autour de soi et le champ de service apparaîtra de lui-même.

« Le disciple doit se prendre tel qu'il est à un moment donné, quels que soient ses moyens et dans n'importe quelles circonstances ; il se met alors en devoir de soumettre lui-même, ses affaires et son temps, à la nécessité de l'heure, particulièrement en cas de crise nationale ou mondiale de groupe. Lorsqu'il agit ainsi dans sa conscience et que sa pensée suit donc les valeurs vraies, il s'aperçoit que ses affaires privées s'arrangeront, ses capacités s'accroîtront et ses limitations seront oubliées. »

*(BAILEY, Education dans le nouvel âge I)*

**Schéma type**

Le dessin ci-dessous résume un plan-type de méditation :

- Détente du corps physique
- Plasticité du corps émotionnel
- Apaisement du mental
- Alignement des éléments de la personnalité
- Conscience au-dessus de la tête
- Prise de conscience de la présence de l'âme
- Travail sur une pensée-semence
- Descente de l'énergie de l'âme dans les trois véhicules
- Irradiation
- Mise à disponibilité des énergies reçues

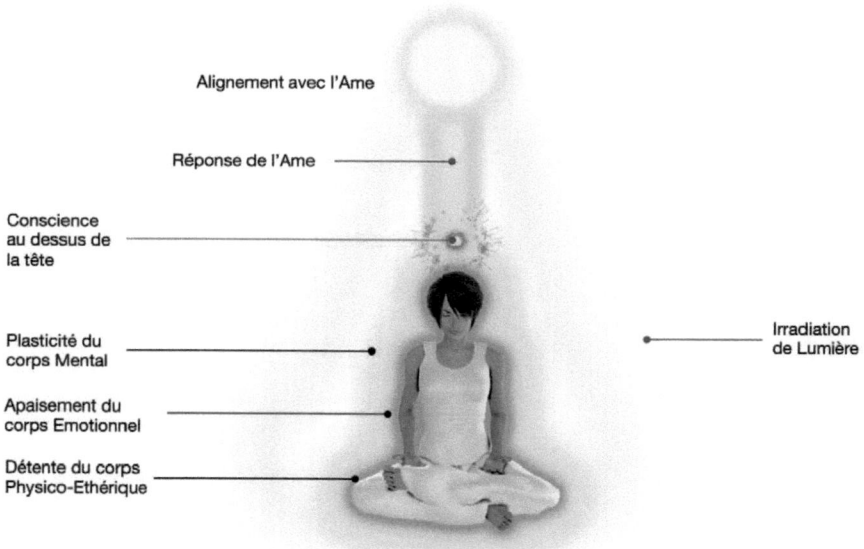

*Figure 19 : Plan type de méditation occulte*

## 5.3 La méditation « de résonance »

La méditation de résonance est un concept *nouveau et ancien* en même temps.

Cette méditation fait appel au cœur et non au mental. Elle utilise les mécanismes harmoniques de résonance.

Elle commence par un exercice respiratoire d'harmonisation entre le cœur et le mental appelé « cohérence cardiaque ».

### Cohérence cardiaque

La notion de cohérence cardiaque fut introduite en France par le Dr. David SERVAN-SCHREIBER.

L'institut *HeartMath* publia en 1995 une série d'articles sur l'influence du cœur, sur les émotions (facilitation cognitive) et sur l'intuition.

Nous savons que le cœur doit s'adapter aux « ordres » envoyés par le cerveau sous la forme de signaux neuronaux. En fait, il semble que le cœur envoie davantage d'informations au cerveau que le cerveau n'en envoie au cœur !

Les signaux cardiaques ont un effet significatif sur les fonctions cérébrales (et vice versa). Ils influent sur le traitement émotionnel ainsi que sur les facultés cognitives comme l'attention, la perception, la mémoire et la résolution de problèmes.

Quand un stress, ou une émotion négative apparaît, la courbe du rythme cardiaque devient irrégulière et désordonnée.

« Les signaux neuronaux du cœur qui vont vers le cerveau inhibent les fonctions cognitives supérieures. Cela limite notre capacité à penser clairement, se souvenir, apprendre, raisonner et prendre des décisions efficaces. (Cela explique pourquoi nous agissons de manière impulsive et imprudente quand nous sommes sous stress.). Le cœur durant l'apparition des émotions stressantes ou négatives a également un effet profond sur le processus d'apprentissage du cerveau en renforçant l'expérience émotionnelle de stress.

A l'opposé, lors d'émotions agréables, le graphe du rythme cardiaque est plus ordonné et stable. Il a alors l'effet inverse : il optimise les fonctions cognitives et renforce des sentiments agréables et notre stabilité émotionnelle. Cela signifie qu'apprendre à générer une plus grande cohérence cardiaque, en soutenant des émotions agréables ou positives, non seulement a des avantages sur l'ensemble du corps, mais affecte aussi profondément la façon dont nous percevons, pensons, sentons, et agissons. »

*(Institut HeartMath)*

Dans la vie quotidienne, même au repos, la courbe (ou variabilité VRC) du rythme cardiaque n'est pas régulière, avec des intervalles de temps entre deux battements consécutifs en constante évolution.

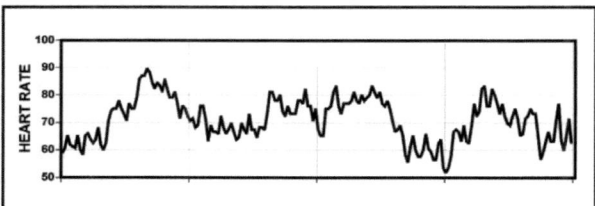

*Figure 20 : Battements cardiaques irréguliers*

Cette variation (VRC) est importante, car elle est un marqueur de résistance physiologique, de souplesse et de la qualité de notre adaptation aux circonstances. Mais nous pouvons aussi l'associer à l'état de calme du système nerveux, du cerveau, des émotions.

La cohérence cardiaque (ou cohérence psychophysiologique) est un haut niveau d'harmonie dans les différents processus psychologiques (mental et émotionnel) et physiologiques (corporel).

La Cohérence psychophysiologique est l'état de fonctionnement optimal.

Plus simplement, notre corps et notre cerveau fonctionnent mieux, nous nous sentons mieux, et nous avons de meilleurs résultats.

« Physiologiquement, l'état de cohérence est marqué par le développement d'une onde lisse, sinusoïdale - comme le tracé de la variabilité du rythme cardiaque précédent. Ce schéma caractéristique, appelé la cohérence du rythme cardiaque, est le principal indicateur de l'état de cohérence psychophysiologique. »

*(Institut HeartMath)*

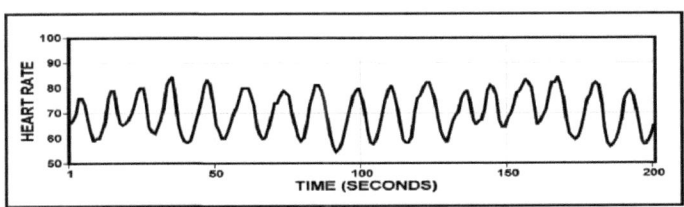

*Figure 21 : Battements cardiaques réguliers*

■ **En bref, il s'agit de l'alignement des corps de la personnalité avec le cœur.**

*Comment atteindre ce résultat et l'intégrer à la méditation ?*

C'est la respiration qui va nous aider à atteindre cet état de cohérence.

La respiration module le rythme cardiaque. Il est donc possible de générer un rythme cardiaque par une respiration régulière selon une fréquence particulière.

Sachant que le cœur est l'organe visible du chakra du cœur, que celui-ci possède 12 pétales, il n'est pas impossible de penser que le rythme harmonique du cœur soit de 144 pulsations (12X12), soit 72 battements doubles (6 X 12).

La respiration quant à elle peut aussi être associée au chiffre 6.

6 respirations par minute (pendant 3 minutes par exemple) induisent un état de cohérence cardiaque mesurable par EEG[11]. Cela donne environ une respiration toutes les 10 secondes.

Nous vous proposons donc cet exercice simple de respiration.

**Remarques préliminaires importantes**

Pour tous les exercices qui vont vous être présentés dans ce chapitre sur la méditation, voici quelques consignes à suivre systématiquement, sauf précisions contraires dans quelques cas. Généralement, ces règles sont très vite automatisées et sont appliquées alors sans besoin d'y penser.

---

[11] : Electro-Encéphalogramme.

- Asseyez-vous sur une chaise la colonne vertébrale bien droite. Ceci est un point important pour au moins trois raisons :
    - Une position avachie ne permet pas à votre diaphragme de fonctionner correctement.
    - Notre posture est le reflet de notre attitude intérieure et elle peut, à l'inverse, déterminer en retour une attitude psychique correspondante. Essayez de reproduire l'attitude voûtée d'un adolescent mal dans sa peau et apathique et vous comprendrez cela en quelques secondes.
    - De notre colonne vertébrale émergent tous les nerfs nés de la moelle épinière et se distribuant à toutes les parties de notre corps. Une bonne position est souhaitable pour la libre circulation des influx nerveux qui transitent dans les deux sens à travers ces nerfs.

Il faut néanmoins que votre posture soit détendue ; utilisez au besoin un petit coussin pour caler les lombaires si vous avez besoin de l'appui d'un dossier.

Évitez les ceintures serrées qui limiteraient la libre expansion de votre ventre durant la respiration.

Vérifiez que vos épaules sont détendues, ainsi que vos mâchoires. Ces dernières, chez les gens un peu nerveux, sont souvent serrées sans qu'ils en aient conscience.

Vos pieds doivent être à plat sur le sol.

Les personnes pratiquant le yoga et qui peuvent se tenir en tailleur, le dos bien droit et sans le moindre inconfort, peuvent adopter cette position.

- Pour les exercices respiratoires, il faut trouver le rythme qui vous convient le mieux et qui dépend de nombreux facteurs comme votre âge, votre sexe, votre poids, votre pratique sportive, vos antécédents médicaux... Dans tous les cas, vous aurez à ralentir peu à peu votre rythme actuel, mais sans vous y contraindre durement. L'aisance et un ressenti agréable doivent vous guider. Vous verrez que votre rythme deviendra plus lent, plus régulier et plus ample en quelque temps. Le rythme au repos est de 15 cycles respiratoires par minute en moyenne. Chronométrez le vôtre, sans chercher à le ralentir. L'objectif est de tendre à le diviser par 3 environ au moment où vous pratiquez des exercices de relaxation ou de concentration. Donc parvenir à 5-6 cycles par minute pour un individu moyen est idéal.

Il faut qu'il y ait une certaine douceur dans le passage de l'air dans vos narines et dans le *cavum*[12]. Autrement, vous risqueriez de provoquer une inflammation de la muqueuse délicate qui tapisse ces parties et une stimulation cérébrale trop intense. D'autre part, l'hyper-ventilation est à proscrire. Elle provoque une alcalose du sang responsable de symptômes variés comme vertiges, tête qui tourne et crises de tétanie. Certaines techniques psychothérapeutiques sont basées sur ce principe, mais ce n'est pas du tout dans cette voie que nous désirons vous convier.

- Votre respiration doit toujours être nasale, les lèvres sont fermées, les dents non serrées. La respiration buccale n'est pas une bonne chose. Cette respiration chez l'enfant n'est jamais bon signe.

Idéalement, la langue est légèrement en appui contre le palais. Ceci entraîne une stimulation des fonctions hypophysaires car, durant la période embryonnaire, une partie de cette glande s'est constituée à cet endroit avant de migrer à l'intérieur du crâne. Cependant, si maintenir la langue au palais engendre des tensions ou un effort constant, contentez-vous d'y prêter attention quelques instants puis n'y pensez plus. Peu à peu, votre langue se tiendra correctement sans effort.

Les jours durant lesquels vous êtes enrhumé avec le nez vraiment bouché peuvent réellement être considérés comme des jours de vacances dans la pratique que nous vous proposons !

### Exercice numéro 1 : La respiration cohérente

L'objectif, outre de vous familiariser avec la respiration dirigée, est de vous permettre d'entrer en état de *cohérence cardiaque*.

Installez-vous comme indiqué plus haut, fermez les yeux et vérifiez que votre corps est relâché.

Commencez à respirer régulièrement par le nez. Lors de l'inspiration, essayez de laisser le ventre se gonfler doucement puis, ensuite seulement, la poitrine se soulever mais non exagérément. Laissez alors l'air ressortir passivement de vos poumons, toujours par le nez, sans effort, dans l'ordre inverse, comme un soufflet qui se dégonfle : d'abord la poitrine, puis le ventre. Pour vous aider au début à percevoir et contrôler le bon déroulement des choses, vous pouvez placer une main sur le ventre, l'autre sur la poitrine.

Commencez par faire cet exercice durant 3 minutes.

---

[12] : Partie postérieure des fosses nasales qui rejoint l'arrière-gorge.

Si vous pouviez voir l'enregistrement de votre activité cardiaque à l'aide d'un logiciel d'analyse de la cohérence, vous verriez en principe votre cohérence s'élever en moins de deux minutes. Avec de l'entraînement, votre cohérence se situera constamment au-dessus de 70 % dès que vous vous mettrez à respirer ainsi.

Faites ce premier exercice trois fois par jour, par exemple pendant un mois.

**Exercice numéro 2 : La cohérence du cœur**

Le cœur est un centre énergétique et un centre de conscience d'une importance considérable chez l'être humain. La majorité d'entre nous est habituellement polarisée au niveau du plexus solaire qui est tendu et douloureux dès que nos émotions débordent, ou dès que le niveau de stress ou d'anxiété atteint un certain seuil. Par ailleurs, en tant qu'Occidental, la cérébralité est très investie et la tête

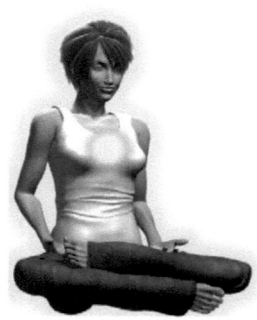

constitue un autre centre de notre conscience habituelle. Il n'est pas besoin d'abandonner nos caractéristiques, mais d'élargir notre champ de conscience et d'accroître nos capacités responsives.

La polarisation dans le centre du cœur nous dégage de l'emprise des émotions négatives qui transitent par le plexus solaire, avec toutes leurs conséquences de désordres psychosomatiques. Cela permet d'élever nos émotions, de les raffiner et de développer *l'intelligence du cœur*. Intelligence et cœur ne sont pas contradictoires. Les neurosciences vont également dans ce sens et ont démontré que les facultés de raisonnement étaient inappropriées sans l'expérience émotionnelle qui les sous-tendait.

Rappelez-vous également la présence de neurones dans le cœur qui ont une influence directe sur le cerveau.

Dès que vous aurez pratiqué la respiration cohérente de l'exercice précédent, faite l'exercice en essayant de centrer votre attention dans la région du cœur.

Au début, il vous sera peut-être plus facile de vous concentrer au milieu de la poitrine. Avec le temps, vous aurez avantage à centrer votre conscience plus en arrière, tout près de la colonne vertébrale, entre les omoplates.

Pour cet exercice particulier, entrez en respiration cohérente comme vous savez à présent le faire. Pendant l'inspiration, visualisez l'air que vous inhalez comme une énergie lumineuse, blanche ou dorée, qui vient s'accumuler dans la région du cœur. Lors de l'expiration, imaginez cette énergie se diffuser dans tout votre organisme. Pratiquez ainsi 5 à 10 minutes.

Une variante de cet exercice consiste, lors de l'expiration, à laisser sortir de vous toutes les tensions, toutes les pensées parasites, tous les soucis qui vous encombrent, en les visualisant par exemple comme de la fumée ou de la poussière grise qui sort par vos narines. L'inspiration accumule alors de plus en plus de lumière en vous, qui remplace toute la grisaille qui se dissipe au cours de l'exercice. Avec de la pratique, vous serez ainsi capables de retrouver un état de calme et de sérénité très rapidement et de ne pas vous laisser dominer par vos états négatifs.

Pour vous aider, vous pouvez suivre visuellement la fréquence de respiration sur plusieurs sites internet ou vous faire aider par des applications sur tablette ou smartphone.

## 5.4  L'art du « Comme si » et l'identification

La technique du « Comme si » ou technique de l'identification va nous servir pour introduire la méditation par résonance.

Alice Bailey écrivait :

« Le disciple agit "comme si" il était initié, puis découvre que "l'homme est telles que sont les pensées dans son cœur", car son cœur est le gardien du pouvoir de l'imagination. L'imagination est libérée et devient activité créatrice quand le disciple agit "comme si", comme s'il était l'âme dans la plénitude de son expression, "comme si" le Maître était toujours conscient des actes de son disciple, comme s'il allait, consciemment, vers la pleine libération. Pour vous, ces deux mots apporteront libération et bonheur...

... Cette conduite "comme si" est l'une des pratiques les plus occultes. En réalité elle présuppose que soit imposée à la personnalité normale l'aspiration la plus haute qu'elle puisse saisir, sous forme de changement de conduite. Cette injonction n'a pas le même sens que l'injonction selon laquelle "l'homme est telles que sont les pensées dans son cœur". Cette injonction, si elle est observée correctement, impose la maîtrise du mental à la personnalité ; elle affecte le cerveau, et donc les deux véhicules inférieurs. Le type de conduite "comme si" (pour le disciple) introduit un facteur encore plus élevé que celui de la pensée ; il implique la tentative constante de vivre "comme si" l'âme – non pas le mental, mais par le canal du mental – avait la maîtrise permanente, et était l'aspect dominant de l'expression. »

*(BAILEY, Etat de Disciple dans le Nouvel Age II, pp. 555-557)*

Cette technique place le Disciple dans un état de *résonance* et *d'identification* avec un élément choisi qui attire les substances nécessaires pour atteindre l'objectif visé.

En d'autres termes, la technique du « comme si » est un des éléments les plus puissants pour atteindre un état de conscience.

## 5.5 Une nouvelle forme de méditation

Les techniques de méditation occulte sont basées sur une utilisation active du mental inférieur, qui doit se relier au mental supérieur.

Mais l'insuccès de ces techniques chez certains aspirants vient souvent du fait qu'ils ont le « désir » d'arriver à ce résultat. Et cela ne fait qu'amplifier le corps émotionnel.

La solution est simple : il faut éteindre le désir, ne plus l'alimenter ni lui fournir de l'énergie. « Pour arrêter le chariot, il faut arrêter le cheval ! ».

Pour se détacher du désir, pour être attentif à la volonté supérieure, il faut *garder le silence…*

■ **« Le véritable penseur est celui qui ne pense pas »**

« Penser, concentrer l'esprit, est une activité qui cause de la fatigue. Une nouvelle manière de penser consiste déjà à ne pas s'acharner à la recherche d'une solution, d'une pensée, d'une expression, mais simplement à offrir l'esprit à la communion supérieure. »

Un des pièges évident de notre civilisation est l'utilisation exacerbée de l'intellect. Nous sommes tellement fiers de posséder un corps mental aussi développé !

Il semble beaucoup plus adéquat de nous comporter comme des « enregistreurs de pensée ».

Le « penseur », (le Soi réel, l'âme) se trouve bien au-delà de l'intellect, et à son tour, il peut recevoir des pensées plus élevées, et ainsi de suite, par résonance, jusqu'au niveau spirituel.

Quand l'esprit est calme, limpide, transparent, les grandes pensées, qui ne sont pas les nôtres, peuvent se déposer comme une rosée qui descend du ciel.

L'objectif consiste donc à détacher notre mental des pensées et conflits dans lequel nous sommes plongés, à tourner la coupe vers le haut, tel un réceptacle. Ainsi, tout s'éclaircit.

Comment faire ?

On peut commencer par observer, avec détachement tout ce qui traverse l'émotionnel et le mental. Puis, tel un berger avec son troupeau, orienter notre regard ailleurs. Le troupeau ne se sentant plus observé va lentement s'apaiser. Le berger regarde le ciel.

■ **« Si tu veux apprendre à penser… ne pense pas. »**

Quand cela arrive, la fatigue disparaît et la joie apparaît.

La technique des nouvelles méditations de résonance est basée sur l'identification et la technique du « Comme si ». Elle est rapide comme l'éclair. C'est une méditation qui ne médite pas !

Elle se situe dans un acte de présence : hors du temps et de l'espace, « Je Suis ».

Elle est un moment d'exact positionnement dans le présent : *ici et maintenant*.

Quand vous méditez de façon simple et concentrée en disant : « Je suis le Soleil du matin » vous vous identifiez au Soleil, au Feu. C'est simple.

Dire : « Je suis Toi et Tu es moi » équivaut à une association de fréquences. C'est une opération mathématique subtile. Cela peut s'adresser au Maître, à des compagnons de route, au groupe … ou au Soleil.

Cette phrase n'est pas une fantaisie psychique, et si elle est prononcée avec le Cœur, elle devient un acte magique de résonance et d'harmonie.

■ **« Quand l'esprit se tait, le Cœur parle et le Maître communique »**

## 5.6 Les dangers de la méditation

Malgré tous les bénéfices personnels et collectifs de la méditation, il est nécessaire d'aborder ces étapes avec prudence et vigilance.

Un certain nombre de conséquences et de pièges attendent l'aspirant dévot.

Et rappelons-nous que l'énergie suit la pensée...

### Précautions initiales

Chaque période de méditation est une manipulation de l'énergie. Ces énergies sont variées, illimitées, infinies, et auront un effet en fonction de l'énergie dont sont constitués les corps du méditant. C'est pour cela que nous avons insisté sur une nécessaire pureté de vie dans les chapitres précédents.

Il est donc évident que l'homme cherchant à méditer doit essayer de faire deux choses :

1. Il doit apprendre à transmettre au mental ce qu'il a vu et contacté, puis l'interpréter correctement. Ensuite, il devra le communiquer, d'une manière adéquate, au cerveau impressionnable et attentif.

2. Il doit apprendre quelle est la nature des énergies avec lesquelles il entre en contact et s'entraîner à les utiliser correctement. Voici un exemple d'ordre général : nous nous laissons entraîner par la colère ou l'irritation, nous commençons instinctivement à élever la voix. Pourquoi ? Parce que nous sommes la proie de notre énergie émotive. En apprenant à contrôler l'énergie de la parole, nous commençons à nous rendre maîtres de ce type particulier d'énergie émotive.

■ **La vigilance est une qualité intrinsèque du Discipulat**

L'aspirant doit apprendre à devenir conscient de la nature et de l'effet des énergies qu'il utilise.

### Discrimination

Nous devons aussi apprendre à faire la différence entre plusieurs champs de perception que nous aurons l'occasion de croiser sur notre chemin. Nous devons garder une vigilance constante pour reconnaître la nature de ce que nous voyons, entendons, percevons, recevons... à mesure que nous devenons de plus en plus sensitif.

Nous pouvons prendre l'exemple de cet étudiant qui pendant une merveilleuse méditation a vu apparaître un visage ressemblant au Christ, a entendu un message qui le confortait dans ses progrès, etc.

A-t-il entendu et vu le Christ ?

Nous voyons et entendons ce que nous avons envie de voir et d'entendre...

Le monde de l'illusion est rempli de telles formes, construites par les pensées aimantes des hommes au cours de millénaires de prière, de souffrance, d'espoir...

Celui qui débute, selon ses tendances psychiques et sa méconnaissance des lois, peut entrer en contact avec ces formes en pensant qu'elles sont réelles et qu'il trouve ainsi une reconnaissance de ses efforts. Cela est un mirage.

L'âme inspire la personnalité par des intuitions et non des bavardages creux qui sont souvent l'apanage de *Channels* en manque de reconnaissance.

## Stimulation des centres

Lors de la méditation, une certaine quantité d'énergie est contactée, et stimule les différents corps de la personnalité.

Cette stimulation peut quelquefois engendrer des conséquences.

### Stimulation trop intense

Tout d'abord, il peut se produire une stimulation intense et un accroissement d'énergie dont nous ne savons que faire. La méditation engendre un excès d'émotions, de joie, de pleurs, quelquefois de peine, d'agitations de toutes sortes. Des périodes d'activité intense et même excessive peuvent suivre. Certains peuvent se plaindre de maux de tête, d'une difficulté à dormir, etc.

Ce sont des signes d'hyperstimulation des centres.

Une des premières raisons est que la méditation est trop longue. Un quart d'heure devrait être une bonne moyenne, et même cinq minutes pour la *méditation de résonance*. Si les problèmes persistent, un arrêt de la méditation pendant un certain temps est recommandé.

Une autre raison peut être un manque d'équilibre entre la vie spirituelle et la vie quotidienne.

**Trop grande Sensibilité**

Plus l'aspirant progresse, plus sa propre éthique évolue et s'affine. Il devient donc plus sensible à ses propres erreurs et les tolère moins. Cela crée une tension entre deux parties de soi qui peut engendrer des troubles psychiques ou psychosomatiques.

Sa sensibilité lui permet de moins en moins de se mélanger à des énergies lourdes et grossières et il en souffre (devenant quelquefois moins tolérant), il ressent davantage les atmosphères, les pensées et les émotions des autres.

Une activité plus mentale et intellectuelle pourra équilibrer cet état provisoire.

**Méditation sur les Centres**

Enfin, il est utile de rappeler que la concentration sur les centres (ou chakras) est extrêmement dangereuse (souvent le plexus solaire ou le cœur). L'énergie suit la pensée et la stimulation directe d'un centre accroît son énergie.

En vivant une vie spirituelle équilibrée, en faisant une méditation selon le programme donné, les centres se développent harmonieusement.

## Méditer en Service et avec le Cœur

Un dernier rappel sur la nécessité du service et de l'utilisation du cœur dans notre vie quotidienne n'est jamais superflu.

Méditer sans servir, méditer sans l'énergie du cœur amène irrémédiablement vers le sentier de la « main gauche », image utilisée par Alice Bailey pour nommer les forces noires.

## 5.7 Suggestions de travail

## Quand méditer ?

La méditation, pour être efficace et apporter ses fruits, doit si possible être régulière et journalière.

Sauf contrainte extérieure, il est souhaitable de trouver quelques minutes le matin, de bonne heure, au lever par exemple. Le mental est en général reposé sans les impacts journaliers, et peut facilement se mettre en résonance avec des énergies plus subtiles.

De plus, ce moment sacré va nous apporter une réserve d'énergie spirituelle pour le reste de la journée.

## Où méditer ?

Trouvez un endroit tranquille, calme, silencieux si possible, à l'abri de toute intrusion. Votre environnement immédiat doit comprendre que ce moment est particulier pour vous et qu'il ne doit pas vous déranger.

## Position et respiration

Quelle est la meilleure position pour méditer ?

Cela dépend… certains sont mieux assis en lotus ou en tailleur, par terre, d'autres assis sur une chaise.

La règle est d'être confortablement installé, avec le dos bien droit, les épaules détendues, en équilibre stable, pour oublier le corps physique.

## Un mode de Vie

La méditation n'est pas seulement un moment privilégié de travail sur soi, de ressourcement, de contact avec l'âme. Elle doit devenir permanente avec le temps.

C'est un mode de vie nouveau, un état particulier de calme, d'alignement qui doit vous accompagner tout au long de votre journée.

Elle doit permettre à l'âme de guider les véhicules de la personnalité dans leur expression incarnée.

Elle peut donc être accompagnée de « rappels » tout au long de la journée. Essayez de trouver de brefs moments dans la journée pour vous centrer dans le calme, respirer tranquillement et sentir l'âme en vous, dans tous vos corps. Vous pouvez visualiser rapidement une énergie de lumière irradier de votre cœur dans la pièce où vous vous trouvez, sentir une énergie de paix baigner l'atmosphère autour de vous, etc.

La technique du « moment présent » est aussi très efficace. Soyez présent, *ici et maintenant* : soyez présent à ce que vous faites, quelle que soit l'activité, en marchant, en mangeant, en travaillant. C'est une technique très ancienne qui favorise la concentration, mais que nous oublions trop souvent. Elle amène à une *pleine conscience*.

Vous devenez ainsi un serviteur permanent en gardant cette vigilance constante qui vous rappelle que vous avez choisi de Servir et d'Aimer.

## Conséquences

Quelles conséquences peut avoir une méditation régulière ?

Tout d'abord, d'un point de vue psycho-physiologique :

1. Une réduction considérable du stress
2. Une réduction de l'anxiété, de la tendance à la colère, et des tendances dépressives
3. Un renforcement notable du système immunitaire
4. Un renforcement des émotions positives et des facultés d'attention
5. Une diminution de la tension artérielle chez les hypertendus


Puis, d'une manière plus générale :

1. Une harmonisation de tous les aspects de la vie
2. Une accélération du développement personnel
3. Une efficacité du service dans la vie quotidienne
4. Un renforcement du processus de coopération avec la Hiérarchie
5. Des relations plus justes avec autrui

# 6. Bibliographie

BAILEY, A. (s.d.). *De l'Intellect à l'intuition.* Lucis trust.

BAILEY, A. (n.d.). *De l'Intellect à l'Intuition.* Lucis Trust.

BAILEY, A. (s.d.). *Education dans le nouvel âge I.* Lucis Trust.

BAILEY, A. (s.d.). Etat de Disciple dans le Nouvel Age II.

BAILEY, A. (s.d.). Guérison ésotérique.

BAILEY, A. (n.d.). *Initation Humaine et Solaire.* Lucis Trust.

BAILEY, A. (s.d.). *La conscience de l'atome .* Lucis Trust.

BAILEY, A. (n.d.). Lettres sur la méditation occulte. Lucis Trust.

BAILEY, A. (n.d.). *Psychologie ésotérique* (Vol. I). Lucis Trust.

BAILEY, A. (n.d.). *Psychologie ésotérique II* (Vol. I). Lucis Trust.

BAILEY, A. (s.d.). *Traité sur la Magie Blanche.* Lucis Trust.

BAILEY, A. (n.d.). *Traité sur la Magie Blanche.* Lucis Trust.

BESANT, A. (1996). La généalogie de l'homme.

COVEY, S. (2005). *Les sept habitudes.* First.

INSERM, (. n. (s.d.).

Institut HeartMath. (s.d.). *La cohérence cardiaque.* Récupéré sur http://heartmath-france.fr/comprendre/la-coherence-cardiaque-pour-les-debutants/

MARLIEN, E. (2010). *La Gestion du Stress.* Désiris.

ROERICH, E. (s.d.). *AUM.*

ROERICH, E. (s.d.). *Hiérarchie.*

ROERICH, E. (s.d.). Lettres d'Elena Roerich, Volume 1.

ROERICH, E. (s.d.). *Surterrestre 1.*

# Table des matières

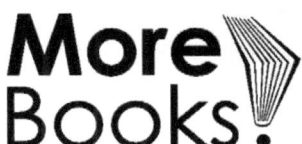
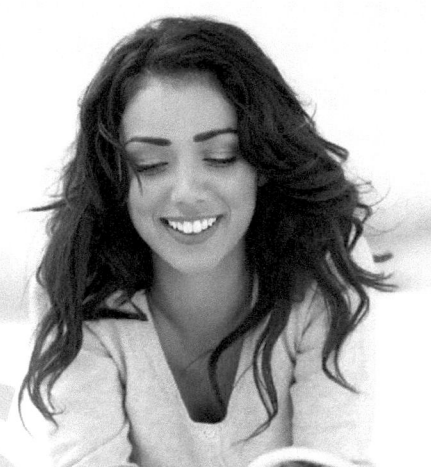 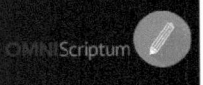

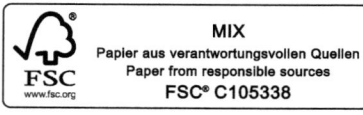